PHTHISIE

ET

HORLOGERIE,

PAR EUGÈNE LEBON,

DOCTEUR EN MÉDECINE DE LA FACULTÉ DE PARIS,

ÉLÈVE DES HOPITAUX DE CETTE VILLE, MEMBRE CORRESPONDANT DE L'ACADÉMIE DE DIJON, LAURÉAT DE L'ACADÉMIE
DE BESANÇON, INSPECTEUR DU TRAVAIL DES ENFANTS POUR L'ARRONDISSEMENT DE BESANÇON, MEMBRE DU
CONSEIL DE SALUBRITÉ ET D'HYGIÈNE PUBLIQUE DU DOUBS, MEMBRE DE LA SOCIÉTÉ
DE MÉDECINE DE BESANÇON, ETC., ETC.

De toutes les industries, l'horlogerie est probablement la plus saine et la plus agréable.
(Dr Muston.)

BESANÇON,

J. JACQUIN, IMPRIMEUR-LIBRAIRE,

Grande-Rue, 14, à la Vieille-Intendance.

1862.

PHTHISIE ET HORLOGERIE.

Td 38
39

PHTHISIE

ET

HORLOGERIE,

PAR EUGÈNE LEBON,

DOCTEUR EN MÉDECINE DE LA FACULTÉ DE PARIS,

ÉLÈVE DES HOPITAUX DE CETTE VILLE, MEMBRE CORRESPONDANT DE L'ACADÉMIE DE DIJON, LAURÉAT DE L'ACADÉMIE
DE BESANÇON, INSPECTEUR DU TRAVAIL DES ENFANTS POUR L'ARRONDISSEMENT DE BESANÇON, MEMBRE DU
CONSEIL DE SALUBRITÉ ET D'HYGIÈNE PUBLIQUE DU DOUBS, MEMBRE DE LA SOCIÉTÉ
DE MÉDECINE DE BESANÇON, ETC., ETC.

De toutes les industries, l'horlogerie est probablement la plus saine et la plus agréable.
(Dr Muston.)

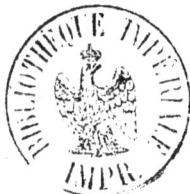

BESANÇON,

J. JACQUIN, IMPRIMEUR-LIBRAIRE,

Grande-Rue, 14, à la Vieille-Intendance.

1862.

1861

PHTHISIE ET HORLOGERIE.

— ◦—

INTRODUCTION.

La France, après avoir donné le jour à l'horlogerie, ainsi que nous l'avons établi (1), vit bientôt le bénéfice de cette découverte passer en d'autres mains. Dès la fin du règne de Louis XIV, en effet, elle était obligée de se procurer, soit en Angleterre, soit en Suisse, la plus grande partie des montres dont elle avait besoin.

En 1793, Bassal, représentant du peuple en mission, voulant affranchir la république de cette importation, qui ne s'élevait pas à moins de 18 millions, suivant un rapport de Boissy d'Anglas (7 messidor an III), prit, le 21 brumaire an II (22 septembre 1793), un arrêté pour attirer en Franche-Comté des artistes suisses dans le but de fonder à Besançon une fabrique d'horlogerie. Cet arrêté fut confirmé le 13 prairial suivant, par le comité de salut public.

La Convention nationale elle-même n'hésita pas à faire trêve à toute discussion politique; elle oublia un instant les agitations suscitées dans tous les esprits par une guerre civile et une guerre étrangère imminentes; elle remit au lendemain le soin de rédiger une constitution qui devait fixer le sort de la nation, pour s'occuper d'une industrie qu'elle jugeait susceptible de procurer, dans un prochain avenir, d'immenses richesses à la patrie.

L'héroïque président du premier prairial, chargé de préparer les mesures capables de nationaliser en France l'horlogerie, crut ne pouvoir mieux atteindre ce but qu'en proposant à la Conven-

---

(1) *Etudes historiques, morales et statistiques sur l'horlogerie en Franche-Comté.* Chez Bulle, 119, Grande-Rue, à Besançon.

tion non-seulement de ratifier les arrêtés de Bassal et du comité de salut public, mais encore de faire de nouvelles avances d'argent aux artistes. La Convention, en présence de finances obérées, ne recula pas devant les sacrifices qu'on lui demandait, et le projet de Boissy d'Anglas fit l'objet du décret du 7 messidor an III.

Un demi-siècle s'est à peine écoulé depuis l'arrêté de Bassal, et déjà non-seulement les montres franc-comtoises alimentent presque seules les marchés français, mais encore elles font à l'étranger une telle concurrence à l'horlogerie suisse, que ce pays, après avoir inondé la France de ses produits, commence à concevoir de sérieuses inquiétudes sur l'avenir de sa fabrication.

Il est vrai qu'avant d'atteindre ce magnifique résultat, nos horlogers ont dû triompher de bien des obstacles ; ils ont vu Megevand et Auzières dissiper en spéculations sur les biens nationaux, les indemnités allouées avec tant de largesse par l'Etat aux Suisses venus à Besançon pour fonder la manufacture d'horlogerie.

Les artistes paisibles furent, pendant de longues années, l'objet de préventions de la part des populations, qui croyaient trouver en eux les successeurs des compagnons immoraux et turbulents dont Megevand s'était entouré. Ces préventions subsistèrent même après que les guerres de l'empire eurent délivré le pays de ces étrangers, que l'amour du désordre avait seul attirés dans nos murs, aux jours à jamais regrettables de nos discordes civiles.

Les artistes qui restèrent fidèles à leur nouvelle patrie, quoique peu nombreux, surent néanmoins, par un travail persévérant, par l'honorabilité de leur conduite et la loyauté de leurs transactions, conserver à la France une industrie qui lui avait coûté tant de sacrifices.

Lorsqu'en 1816 le retour de la paix rendit au commerce une activité qu'il ne connaissait plus depuis de longues années, les horlogers s'efforcèrent de prendre part au mouvement industriel de cette époque ; malheureusement ils rencontrèrent peu d'encouragement de la part du pouvoir. Alors, comme sous le régime de 1830, l'administration des douanes montra une grande faiblesse dans la répression de la contrebande : elle paraît n'avoir pas compris l'importance de la protection que réclamait l'horlogerie. Ce ne fut qu'à partir de 1844 que le gouvernement songea sérieusement à soutenir cette industrie. L'œuvre de Saint-Joseph, fondée par M. l'abbé Faivre, lui avait enfin ouvert les yeux ; de leur côté, les Franc-Comtois, en voyant un prêtre à la tête d'une école d'horlogerie, abandonnèrent leurs préjugés et embrassèrent en masse une carrière qui leur promettait sinon la fortune, du moins une modeste aisance. C'est ainsi que se forma à Besançon une pépinière d'artistes qui, après avoir traversé victorieusement la crise commerciale produite par les événements de Février, donna à notre fabrique une extension qui s'accroît chaque jour. En effet, en 1848, le contrôle percevait 24,874 fr. pour le poinçonnage des montres d'origine étrangère, et seulement 14,541 fr. pour celui des montres françaises, tandis qu'en 1860 il a perçu 51,297 fr. sur les montres d'origine étrangère, et 272,601 fr. sur celles de notre fabrique.

L'horlogerie, de nos jours, procure plus de 8 millions de main-d'œuvre à la seule ville de Besançon, et plus de 16 millions aux artistes du Doubs. Enfin, l'exposition de Besançon (1860) a prouvé aux plus incrédules l'importance des produits français et la supériorité incontestable des montres franc-comtoises *bon courant*.

Il semblait donc que nos artistes avaient définitivement triomphé de tous les obstacles qui pouvaient s'opposer au développement de l'horlogerie, et qu'ils allaient enfin jouir en paix d'un succès acquis par tant d'épreuves noblement supportées. Cependant il n'en serait rien, selon M. le docteur Perron, qui croit pouvoir établir par des chiffres que plus des trois cinquièmes des horlogers deviennent phthisiques (p. 19). Si ces chiffres sont exacts, l'horlogerie doit évidemment être abandonnée, et l'avenir de notre fabrique est sérieusement menacé. M. Perron soutient sa thèse avec une bonne foi que l'on ne peut méconnaître, et un talent qui s'est déjà révélé par des publications antérieures, notamment par une *Histoire de l'horlogerie* et des *Etudes sur les épidémies en Franche-Comté*.

Après l'apparition du Mémoire de M. Perron sur l'absorption des molécules cuivreuses, nous avons cru qu'il était de notre devoir d'établir scientifiquement ce que nous avions avancé dans nos *Etudes sur l'horlogerie,* à savoir : que *l'horlogerie est une industrie qui mérite toute la faveur du public, soit parce qu'elle procure des salaires élevés aux artistes, soit parce qu'elle offre toutes les conditions désirables d'hygiène ;* que, par conséquent, les craintes de M. Perron sont mal fondées, et que dès lors l'administration et l'Etat ne sauraient trop favoriser le développement d'un art qui enrichit le pays sans compromettre la santé de ceux qui en font leur profession.

§ I.

D'UNE FIN DE NON-RECEVOIR.

Tout en reconnaissant que le Mémoire de M. Perron est le premier travail où il soit traité *ex professo* de l'horlogerie dans ses rapports avec la santé, nous pensons que ce confrère s'est un peu hâté d'écrire les lignes suivantes (page 17) (1) :

« *Je ne sache pas dans Besançon un seul médecin qui se soit oc-* » *cupé de rechercher si l'horlogerie prédisposait à la fièvre, à la* » *diarrhée, à la toux.* M. le docteur Lebon a dit, dans son beau » Mémoire sur l'horlogerie franc-comtoise : « M. Perron a cru ob- » server que les horlogers, étant souvent en contact avec une » atmosphère imprégnée de particules métalliques, se trouvaient » plus exposés que d'autres à la tuberculisation pulmonaire ; cette » opinion n'est pas partagée par la majorité du corps médical de » Besançon. » J'espère que M. Lebon est dans l'erreur; les médecins » n'ont pas dû se prononcer si vite sur l'explication d'*un fait qui* » *avait passé inaperçu jusqu'ici ;* ils n'ont pas dû surtout s'inscrire » en faux contre mes appréciations, qu'ils ne connaissaient que » superficiellement. »

Si l'on partage les opinions de M. Perron, on se trouve forcé ou d'admettre que les hommes de l'art sont bien peu instruits, puis-

(1) Nous renvoyons toujours le lecteur au Mémoire de M. Perron et non au *Bulletin de la Société de médecine,* où ce travail est inséré ; cet avis nous a paru utile, la pagination n'étant pas la même dans les deux publications.

qu'aucun d'eux n'a été frappé une seule fois d'un changement intervenu dans la constitution médicale des artistes, ou de reconnaître que les praticiens de Besançon observent avec une légèreté impardonnable leurs malades, puisque *pas un docteur n'a une seule fois recherché si l'horlogerie prédisposait à la fièvre, à la diarrhée, à la toux;* qu'aucun médecin ne s'est même aperçu que sur cinq horlogers il y en avait au moins trois de phthisiques.

Aussi nous rejetons complétement la fin de non-recevoir par laquelle M. Perron veut éloigner les praticiens de Besançon de ces débats, comme inhabiles à se prononcer sur une affection qu'ils auraient méconnue sans lui ; le silence de nos confrères nous a paru au contraire s'interpréter d'une manière très honorable pour le corps médical, et tout à fait rassurante pour les artistes. Les médecins de Besançon ne se croyaient pas obligés de défendre une profession que l'on n'attaquait pas, parce qu'à leurs yeux elle était inattaquable ; ils n'ont pas compris la nécessité, pour le plaisir de soulever une discussion spéculative, de semer des inquiétudes dans la fabrique ; nous n'avions nous-même proclamé l'innocuité de l'horlogerie au point de vue de la santé, qu'après avoir pris l'avis de nos anciens et mûrement réfléchi sur cette question.

§ II.

DE LA STATISTIQUE.

1º Des éléments d'une bonne statistique.

Si Esope pouvait soutenir que la langue est la meilleure et la pire des choses, nous croyons pouvoir, avec non moins de raison, prétendre qu'il en est de même de la statistique.

Une statistique ne saurait en effet être utile qu'à la condition qu'elle sera faite avec soin, que les éléments en seront placés sous les yeux du public, que les sources seront indiquées et leur contrôle possible.

Il faut, avant tout, que les opérations numériques qui lui servent de base soient d'une exactitude parfaite. S'agit-il d'une statistique mortuaire, les conditions ordinaires ne suffisent plus, il faut alors que les médecins traitant aient signalé eux-mêmes les causes de décès. C'est là, on ne peut le nier, une difficulté souvent insurmontable, lorsque, par exemple, une maladie nouvelle est venue s'enter sur une affection simple au début; d'autre part, le praticien ne saurait toujours allier le secret médical avec la véracité du bulletin mortuaire.

N'est-il pas encore évident que le vérificateur des décès, avec la meilleure volonté, est souvent impuissant à constater la véritable cause de la mort sans faire l'autopsie du cadavre, qu'il ne pratique cependant jamais, la loi ne lui en ayant pas imposé l'obligation, dans la crainte de blesser la juste susceptibilité des familles pour tout ce qui touche aux morts.

A combien de grossières erreurs n'est-on pas exposé, lorsqu'on veut déterminer les causes de décès par catégories, surtout si l'on admet avec M. Perron que des *médecins de Besançon ont pris des phthisies d'horlogers pour des affections muqueuses*, ET QUE M. PERRON LUI-MÊME a commis cette erreur, ainsi qu'il l'avoue dans ses observations 2, 3 et 4, c'est-à-dire trois fois sur quatre.

Pour apprécier à sa juste valeur l'influence qu'exerce l'horlogerie sur la production et le développement de la phthisie chez les artistes, il faut connaître en même temps quel rôle ont joué sur les phénomènes observés l'hérédité, la position sociale tant présente que passée, si le changement de localité, de milieu, d'habitudes, de genre de vie, sont restés étrangers à la tuberculisation; enfin, il faut s'être assuré que les excès n'ont pas provoqué les accidents dont on accuse le cuivre? Est-il possible d'admettre que le vérificateur des décès soit à même d'obtenir sur tous ces points les renseignements nécessaires pour une bonne statistique ?

Si ces difficultés sont insurmontables, quelle autorité peut-on accorder à une statistique établie sur les notes de ce fonctionnaire, lors même qu'il aurait apporté, comme feu le docteur Janson, le soin le plus scrupuleux à leur rédaction; mais la valeur d'une telle source est encore bien plus contestable lorsqu'on y a puisé, comme dans le cas qui nous occupe, après la mort du vérificateur et, partant, sans sa participation.

2° De la statistique de M. Perron.

Ce médecin a-t-il tenu compte de toutes les causes d'erreur que nous venons de signaler, nous l'ignorons, mais nous l'admettrons, bien que cet auteur ne nous ait fourni aucun moyen de contrôle, qu'il n'ait indiqué ni ses sources, ni la marche qu'il a suivie pour établir ses rapports.

Si le contact du cuivre se manifeste par une action nuisible sur l'économie, nous ne comprenons pas que notre confrère ne se soit pas préoccupé de cette action toxique sur les enfants au-dessous de quinze ans, puisque c'est à cette époque de la vie que la constitution subit le plus l'influence des milieux ambiants. Nous reprocherons encore à M. Perron d'avoir éliminé de sa statistique les *horlogères*, qui constituent au moins le tiers de la population artistique, lorsqu'il est reconnu en médecine que la santé des femmes est plus impressionnée que celle des hommes par les *circumfusa*. En ne faisant pas figurer les vieillards dans son travail, l'auteur du Mémoire sur l'absorption du cuivre semble avoir ignoré que ces derniers, plus que tous autres, ont été exposés aux prétendus dangers de l'horlogerie, et qu'ils témoignent par leur plus ou moins grand nombre de l'innocuité plus ou moins grande de cet art sur la santé des artistes. Nous ferons encore remarquer que M. Perron admet que tous les horlogers manipulent le cuivre, tandis que rien n'est plus inexact, plus d'un tiers ne travaillant que sur l'acier.

Comment la statistique de M. Perron ne donnerait-elle pas une moyenne trop élevée de phthisiques, lorsque ce praticien a pris pour base de son travail les hommes âgés de plus de quinze ans et de moins de cinquante (en admettant que cinquante ans soit l'âge où l'on est un vieillard), puisque c'est précisément à cette époque de la vie que l'on observe le plus de tuberculeux dans toutes les professions, la phthisie étant rare en effet avant quinze ans, et une exception après cinquante ?

Il est enfin hors de doute que le plus grand nombre des horlogers meurent chez eux, et que la plupart des phthisiques des autres professions meurent à l'hospice, où le vérificateur ne va pas
constater les décès.

Ces réserves faites, nous arrivons aux opérations numériques
elle-mêmes.

Nous lisons :

Dans une note, p. 18, que le nombre des phthisi-ques est en moyenne à Besançon environ de 10 à 11 p. 100.	A la page 19, que le nombre des phthisiques a été à Besançon, pour la population *civile*,	A la page **20**, que le nombre des phthisiques s'est élevé à Besançon, pour la population *ci-vile virile*,
	en 1857, de 7,1 p. 100.	en 1857, à 17 p. 100.
	1859, 16	1859, 18
	1860, 12	1860, 30
	Que l'horlogerie, de son côté, en a eu	Que l'horlogerie, de son côté, en a eu
	en 1857, 36 p. 100.	en 1857, 58 p. 100.
	1859, 60,6	1859, 70
	1860, 60	1860, 66

Nous ne pouvons contester la valeur de ces moyennes, M. Perron
ne nous ayant donné ni le nombre total des décès des individus
qu'il appelle improprement *civils*, ni celui des horlogers, qui sont
tout aussi *civils* que les premiers, ni l'âge ni la profession des
personnes qui figurent sur ces tables mortuaires.

Ce qui nous frappe avant tout, *c'est que les moyennes des pages
18, 19 et 20 pour une même année sont complétement en désaccord.*
Nous trouvons en effet, à la page 18, une moyenne de 10 à 11 p. 100;
elle s'élève à 12 et à 16 p. 100 page 19 ; et page 20, à 17 et 30
p. 100. Pour les horlogers, la moyenne, qui varie de 36 à 60,6
p. 100, page 19, s'élève, page 20, de 58 à 70 p. 100. Nous ne nous
expliquons pas mieux pourquoi M. Perron prétend que le nombre des phthisiques est plus grand parmi les horlogers que chez
les mineurs de Cornouailles, puisque, suivant le même auteur,
page 19, les premiers comptent 60,6 p. 100 phthisiques, tandis
que les seconds en ont 61 p. 100. M. Perron, s'apercevant sans
doute que les chiffres de 1857 ne concordaient pas avec sa thèse,
n'a rien trouvé de mieux que de retrancher d'un nombre 64, qui

se trouve là on ne sait pourquoi, 21 décès d'horlogers morts d'affections muqueuses. Il arrive ainsi à une nouvelle moyenne de 53,5 p. 100, qui le satisfait mieux, bien que ce nouveau résultat ne prouve pas qu'il y ait plus de phthisiques chez les horlogers qu'à Cornouailles, où l'on en rencontre 61 p. 100. Si M. Perron eût continué ses éliminations, il serait arrivé à nous prouver que tous les horlogers étaient poitrinaires. Une pareille conclusion l'aura sans doute fait reculer, et cependant l'une n'aurait pas été plus arbitraire que l'autre.

La moyenne de 58 p. 100, page 20, a le malheur d'être fausse; le chiffre exact était 57 2/39 p. 100, mais il s'agissait des horlogers; lorsque dans le même tableau il s'agit des *civils*, M. Perron commet une erreur en sens inverse, il met 30 au lieu de 30,7. Ces deux erreurs, il est vrai, viennent à l'appui de la thèse de l'auteur.

Si nous vérifions l'addition de la page 20, nous trouvons une nouvelle erreur, en effet. Nous y lisons : « Et pour ces trois années réunies (1857-1859-1860) :

Horlogers	phthisiques,	36
	non phthisiques,	21
Autres	phthisiques,	50
	non phthisiques,	196 »

Ce qui devrait fournir un total de 300, mais qui, en réalité, en donne un de 303. « Ainsi, ajoute M. Perron, *ainsi quand il est mort » à Besançon 200 ouvriers de la fabrique, on peut assurer qu'il en » est mort 127 par la phthisie.* »

Nouvelle moyenne différente des sept précédentes; mais continuons : « Ainsi encore, quand la population *virile* y compte 86 » décès par phthisie pulmonaire, l'horlogerie, pour sa part, en four- » nit 36, c'est-à-dire 42 0/0, *un peu moins de moitié.* » M. Perron pourrait-il expliquer pourquoi il exclut les horlogers de la population soit *civile*, soit *virile*? N'aurait-il jamais jeté les yeux sur l'état civil, à l'article naissance?

Enfin, nous trouvons, page 21, une nouvelle moyenne que nous ne discutons pas, faute de la comprendre. « M. Lombard, de Ge-

» nève, dit M. Perron, a trouvé que sur 1,000 décès les profes-
» sions métalliques comptaient 176 cas de phthisie, *plus du double*
» *de la moyenne, qui est de 80 seulement.* »

Après avoir combattu la statistique de M. Perron avec ses propres
armes, voyons si, avec des chiffres officiels, avec des chiffres toujours émanés du Dr Janson, nous n'arriverions pas à des conclusions tout autres que notre confrère.

M. Perron regarde les années 1857, page 19, et 1860, page 20,
comme offrant une mortalité exceptionnelle ; nous ne nous occu-
perons donc que de 1859, notre intention n'étant nullement de
nous appuyer sur des faits *exceptionnels*. Le relevé mortuaire de
la mairie de Besançon nous donne 1,357 décès pour 1859, sur lesquels figurent 50 phthisiques (27 hommes, 23 femmes); ce qui
donne un phthisique sur 27,14 décès ou 3,684 p. 0/0 de poitrinaires, nombre qui est bien inférieur à celui de 11 p. 0/0, et surtout de 16 p. 0/0 donné par M. Perron pour la même année ; et
cependant ce médecin avait défalqué de sa statistique tous les artistes, ce qui aurait, d'après sa thèse, dû diminuer beaucoup sa
moyenne des décès *civils*. Un instant nous avons cru que sous le
nom de phthisie M. Perron groupait toutes les affections pulmonaires ; nous avons alors recherché quel rôle pouvaient jouer ces
maladies dans la moyenne des décès ; et nous avons trouvé, toujours d'après le Dr Janson, pour 1859 :

		Hommes.	Femmes.
Phthisies,	50	27	23
Bronchites,	18	14	4
Autres affections des organes respiratoires,	102	45	57
Total,	170		

ce qui fournit, par suite d'états morbides dus aux organes thoraciques, un décès sur 7,98, soit 12,5439 p. 0/0 ; résultat encore
en désaccord avec le chiffre de 16 p. 0/0 donné par M. Perron.

Nous avions admis jusqu'ici avec ce médecin que Besançon ne
possédait que trois mille ouvriers. Cette concession était toute gra-
tuite de notre part; nous l'avions faite pour ne pas compliquer des

moyennes déjà assez obscures ; il nous reste à démontrer que nous n'avions pas le droit de faire cette concession. Pour s'en convaincre, il suffirait presque de jeter les yeux sur le mouvement de l'état civil de Besançon, publié par les journaux de la localité ; on verrait alors que les horlogers y figurent pour plus d'un tiers et non pour 1/14, ce qui devrait avoir lieu si l'on admettait les chiffres de M. Perron, puisque le point de départ de la statistique de ce médecin repose sur ce fait, que Besançon, ville de 45,000 âmes, renferme 3,186 horlogers, y compris les apprentis et les établisseurs, page 1 : encore ces derniers, en général, ne touchent-ils pas au cuivre.

Nous contestons l'exactitude de ce tableau, parce que nous pensons avec M. Perron, page 18, que « les statistiques municipales » sont fabriquées arbitrairement par les commis. » Du reste, les faits eux-mêmes viennent donner le plus complet démenti à ces chiffres.

En effet, nous lisons dans un *Mémoire présenté par les fabricants et ouvriers en horlogerie de Besançon à l'Assemblée nationale en 1848* : « Besançon seul, d'après un recensement qui, pour n'être » pas officiel, n'en a pas moins été fait avec beaucoup de soin, pos-» sède 3,500 artistes des deux sexes, dont 1,670 Français, 1,120 » d'origine suisse, domiciliés depuis de longues années, 675 en-» fants et 35 ouvriers non sédentaires. » Nous possédons une copie de cette enquête sur le *travail national*, prescrite après la révolution de 1848 par le citoyen ministre du commerce. Les membres chargés de ce recensement avaient vu de *leurs yeux* tous les horlogers qui figuraient dans ce relevé ; l'exactitude des chiffres ne peut donc en être contestée. L'original fut remis le 7 octobre 1848 à M. Brocard, juge de paix du canton sud, que les instructions ministérielles chargeaient du soin de recueillir les éléments de ladite enquête. Notons qu'après les journées de Février, une grande partie des artistes non sédentaires étaient retournés en Suisse. 3,500 est déjà un chiffre plus élevé que celui produit par l'auteur du *Mémoire sur l'absorption du cuivre.*

Les horlogers, pendant la guerre de Crimée, voulurent offrir un témoignage de leur sympathie à nos braves soldats. Ils ouvrirent dans ce but une souscription, qui fut couverte de cinq mille signatures. Il est évident que tous les membres d'une même famille n'apposèrent pas leur nom sur la liste de souscription, que tous les artistes n'apportèrent pas des offrandes à la commission, soit que la position de fortune ne leur permît pas de le faire, soit qu'ils eussent déposé ailleurs leurs dons ; en tous cas, on ne peut guère nous contester qu'une signature ne représentât en moyenne deux ou trois artistes ; ce qui porterait le nombre des horlogers à plus de treize mille, surtout si l'on tient compte des abstentions.

Dans son *Annuaire du Doubs* (1860), M. Paul Laurens croit qu'il est resté au-dessous de la réalité en évaluant à douze mille la population horlogère de Besançon.

Il est encore un autre moyen d'arriver à la même solution, qui a bien sa valeur. En 1848, la fabrique possédait 31 établisseurs, 9 en or, 22 en argent (extrait des registres du contrôle), qui faisaient poinçonner 27,652 montres, dont 3,175 en or et 24,477 en argent. En 1860, il y aurait, selon M. Perron, nous l'admettons, 246 établisseurs, qui ont fait contrôler 211,811 montres, 76,146 en or et 135,665 en argent. Si l'on accepte la statistique de M. Perron, ces 246 établisseurs auraient moins employé d'ouvriers que les 31 établisseurs de 1848.

Si, d'après ces données, qu'on ne peut rejeter, on veut connaître combien Besançon devrait posséder d'horlogers, on l'obtient par la règle de trois suivante : $x : 3,500 :: 211,811 : 27,652$; x représentant le nombre d'ouvriers cherché ; d'où l'on conclut que $x = 26,809$ [1]. Il est juste de reconnaître que depuis 1848 les moyens de production sont devenus plus faciles, et que notamment la fabrique de M. Philibert a diminué de beaucoup la main-d'œuvre, que les manufactures d'ébauches se sont grandement perfectionnées ; mais nous croyons faire une large part à ces améliorations en supposant que les nouveaux moyens de production

[1] On pourrait peut-être nous objecter que le contrôle de Besançon poinçonne des montres venant du Jura et de Baume-les-Dames, ce qui est vrai ; mais le nombre de ces montres ne s'élève pas à 5,000, tandis qu'il s'en fait encore à Besançon plus de 4,000 en maillechort et de 5,000 en doublé, dont nous n'avons pas tenu compte, comme compensation des produits de Baume et de Morez.

diminuent de moitié le travail. Dans cette hypothèse, nous arrivons encore au chiffre de 13,000 ouvriers horlogers, qui, nous le croyons, représente la véritable position de la fabrique.

Enfin, si l'on considère qu'en 1860 il a été présenté au contrôle 135,665 montres d'argent, qui ont exigé, comme matière première pour leurs boîtes, 3,007,080 grammes d'argent, dont la valeur est de   532,253 f. 16 c.
0 fr. 177 étant le prix d'un gramme ;

Que 76,146 montres d'or ont été contrôlées, qu'elles ont exigé, pour leur fabrication, 985,486 grammes d'or, dont la valeur est de   2,586,900   75
2 fr. 625 étant le prix d'un gramme ;

Si l'on porte à 3 fr. la valeur des matières premières des autres fournitures (ébauches, pignons, assortiments, finissages, etc.), chiffre qui est certainement trop fort, on trouve pour la fourniture des 211,811 montres   635,433   »

Total des fournitures. . .   3,754,586 f. 91 c.

Si, d'autre part, on estime qu'en moyenne la montre d'or vaut 100 fr., et que celle d'argent vaut 35 fr., ce qui est évidemment au-dessous des prix réels, on trouve pour valeur des produits :

Montres en or,   7,614,600 f. »
Id.   en argent,   4,748,375   »

Si on ajoute à ces chiffres 2 millions pour les produits des diverses fabrications en dehors du commerce des montres (ressorts, pendants, aiguilles, équarrissoirs, etc.),   2,000,000   »
on arrive au total de   14,362,975   »

Si on en retranche le prix des fournitures,   3,754,586   91
on trouve pour la main-d'œuvre la somme de   10,608,388   09

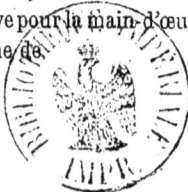

2

Si, s'appuyant sur ces documents, on recherche quel est le salaire moyen des horlogers, dont le nombre s'élève à Besançon, selon nous, à 12,000 environ, et seulement à 2,833 suivant M. Perron, en ne tenant pas compte des apprentis et apprenties, dont le gain est nul, on trouve que les 2,833 artistes de M. Perron gagnent annuellement 3,744 fr. chacun, résultat que les faits démentent évidemment. Si, au contraire, on accepte le chiffre de 12,000 que nous proposons, on trouve un gain annuel de 884 fr., résultat qui n'a rien d'absurde lorsqu'on réfléchit au grand nombre de *petites parties* que renferme l'horlogerie (adoucissage, polissage d'aiguilles, débris, etc.).

Nous nous croyons donc en droit de conclure de ce qui précède, que la statistique de M. Perron est inacceptable, parce que :

1° Les éléments qui lui servent de base sont arbitraires ou inexacts;

2° Les faits les combattent et les détruisent;

3° Les appréciations numériques sont inexactes et contradictoires.

§ III.

DE QUELQUES ANALOGIES INVOQUÉES EN FAVEUR DE L'ABSORPTION TOXIQUE DU CUIVRE.

La statistique, nous venons de le démontrer, ne prouve en aucune façon que les artistes soient, en plus grand nombre que d'autres ouvriers, atteints de phthisie; voyons si les faits sont plus probants que les chiffres.

Niant l'influence de l'horlogerie sur la production de la tuberculisation, nous ne pouvons, on le conçoit, apporter aucune observation à l'appui de notre thèse; pour la défendre, il nous suffit de discuter les bases sur lesquelles repose l'opinion adverse et de prouver qu'elles n'ont pas de valeur.

Il faut que nous ayons commis une bien grande hérésie doctrinale pour avoir encouru le jugement suivant de M. Perron : « Des » chimistes, dit cet auteur (p. 28), ont pu nier l'action toxique du

» cuivre sur l'économie ; *aucun médecin digne de ce nom* ne mettra
» en doute les pernicieux effets de l'inspiration des particules mé-
» talliques, minérales et végétales. Tous les auteurs s'accordent,
» au contraire, à reconnaître que l'introduction habituelle des
» poussières dans le parenchyme pulmonaire y occasionne une
» stimulation et peut y provoquer la formation de tubercules.
» Je suis donc bien étonné de voir dans l'ouvrage de M. Lebon
» (passage déjà cité page 8), que les médecins de Besançon re-
» fusent aux poussières cuivreuses une propriété qui est concédée
» en pathogénie aux poussières les plus inertes, comme le char-
» bon, la farine, le calcaire, etc., dont l'inspiration est considérée
» comme une cause prédisposante de phthisie ; que si mes con-
» frères considèrent ces substances comme parfaitement inoffen-
» sives, je ne les suivrai pas sur ce terrain. »

C'est bien gratuitement que M. Perron nous fait établir une
analogie d'action entre la poussière du cuivre et celles du charbon,
de la farine et du calcaire, analogie dont nous n'avons pas dit un
mot dans le passage cité. Un semblable rapprochement ne nous
était pas même venu à la pensée ; mais lors même que nous aurions émis cette opinion, devait-elle nous attirer une épithète
aussi discourtoise que celle d'*indigne du nom de médecin*, lorsque
cette doctrine est professée par de savants auteurs généralement
estimés ?

Par poussière calcaire, nous entendons parler de la poussière
des champs et des voies publiques. Si nous ouvrons Ramazzini,
nous voyons bien ce médecin consacrer un chapitre aux professions de coureurs et de laboureurs, sans qu'il ait songé à fixer l'attention des praticiens sur les dangers auxquels les habitants des
campagnes étaient exposés par l'absorption des particules calcaires. Si nous interrogeons l'*Hygiène* de M. Michel Lévy, le *Dic-
tionnaire d'hygiène* de M. Tardieu, à l'article *Ouvriers agricoles*,
nous trouvons que ces honorables académiciens ont complétement
gardé le silence sur ces dangers ; et cependant il est évident que
les coureurs, les postillons, les laboureurs, sont plus que personne exposés à l'absorption des poussières calcaires ; comment se
fait-il alors que tous les auteurs reconnaissent que le travail des

champs soit la profession qui offre les meilleures conditions d'hygiène pour la conservation de la santé ?

Si nous recherchons la pensée des auteurs sur l'action pathologique des poussières végétales, nous voyons dans Ramazzini (Maladies des artisans) que les meuniers et les boulangers deviennent souvent asthmatiques par suite de l'absorption de poussières ; mais cette dilatation bronchique est bien distincte de la phthisie. Ramazzini rappelle encore que ces artisans « font du » jour la nuit et réciproquement, que les boulangers passent su- » bitement, en hiver, d'une température très élevée à une tempé- » rature très basse, cause évidente d'affection pulmonaire tout à » fait étrangère à la farine. » M. Michel Lévy, *Hygiène*, tom. II, p. 871, ne dit à cette occasion que ces quelques mots : « Les pous- » sières végétales qui entourent les boulangers, meuniers, ami- » donniers, *irritent mécaniquement* les surfaces muqueuses sur les- » quelles elles se déposent. »

« La poussière de farine, écrit M. Tardieu (*Dict. d'hygiène*, tom. I, » p. 213), qui pénètre dans les voies aériennes des gindres , n'a » pas les résultats désastreux qu'on était tenté de lui attri- » buer, et les statistiques de MM. Benoiston, de Château-Neuf, et » Lombard, de Genève (invoqué par M. Perron), ont démontré que » cette profession n'était pas, ainsi qu'on l'avait dit, décimée par » la phthisie. Le premier de ces auteurs a noté en effet que sur » 2,800 boulangers décédés pendant l'espace de dix ans, 57 seule- » ment avaient été enlevés par l'affection tuberculeuse. Les ma- » tières irritantes mêlées à la farine, telles que les bris d'insectes, » les pellicules diverses, peut-être aussi le contact du levain, déter- » minent sur les mains une éruption squammeuse que Ramazzini » a peut-être eu en vue en parlant de l'épaississement des mains » des boulangers... Dans la première épidémie de choléra à Paris, » on vit les boulangers figurer seulement pour 96 dans la table » générale des décès; proportion très inférieure à celle d'une foule » d'autres professions réputées beaucoup plus salubres que celle » dont il s'agit. »

Quant au charbon, Ramazzini n'en parle pas. Nous lisons dans M. Michel Lévy (*Hygiène*, p. 896 et suiv., tom. II) : « 1° que

» MM. Behier et Guerard, membres du conseil de salubrité de
» Paris, croient à l'innocuité du charbon ; 2° que ce conseil, chargé
» d'une enquête sur les conditions sanitaires des mouleurs de cui-
» vre, paraît attribuer plus de nocuité aux matières terreuses et
» siliceuses, mélangées par la fraude avec la poussière de char-
» bon, qu'à cette dernière substance. (Notons que le conseil ne
» parle pas même de l'intoxication cuivreuse.) Nous en avons
» nous-même, ajoute M. Michel Lévy, p. 897, visité et interrogé un
» grand nombre (mouleurs) au milieu de leurs travaux, comme
» délégué du conseil de salubrité; nous avons rencontré parmi
» eux des anémiques, des dyspepsiques, d'autres se plaignent seu-
» lement de dyspepsie ; mais nous avons constaté la complexité
» des influences qui agissent sur eux. A l'étroit dans des ateliers
» mal aérés, placés au fond des cours ou sur des ruelles, ils res-
» pirent avec la poussière du sable les fumées de *zinc*, de *cuivre*,
» les vapeurs fuligineuses du flambage. »

Nous lisons dans M. Tardieu (tom. I, p. 258) : « Les mesureurs
» et porteurs de charbon qui sont employés dans les villes aux
» bateaux à charbon et dans les chantiers, respirent sans cesse un
» air chargé de molécules de charbon; celles-ci les colorent en
» noir, non-seulement la peau, mais les muqueuses de la bouche;
» les mucosités bronchiques s'en imprègnent, et cependant il ne
» paraît pas que leur santé en éprouve d'influences fâcheuses. »
C'est du reste l'avis de M. Patissier, traducteur de Ramazzini,
qui pense « que M. Benoiston de Château-Neuf et le docteur
» Skragge, en parlant de la phthisie due au charbon, font allusion
» aux ouvriers des mines de charbon de terre.» Enfin M. Parent du
Châtelet assure « que les charbonniers ne sont aucunement sensi-
» bles à la poussière du charbon, assez dure, dit-il, pour polir les
» métaux. » (P. 71, tom. XI, *Annales d'hygiène*.)

En parlant des mines de charbon de terre, M. Michel Lévy,
(tom. II, p. 901), rapporte « que dans les houillères bien venti-
» lées on ne rencontre pas de crachements noirs; le docteur
» Makellar mentionne l'immunité de l'exploitation de Penston. »
Enfin, dans un ouvrage sur les employés des chemins de fer, ouvrage que doit connaître mon contradicteur en sa qualité de mé-

decin de la ligne de Paris à Lyon, M. le docteur Bisson, chargé du service de santé de la ligne de Paris à Orléans, affirme que non-seulement les chauffeurs et les machinistes de la ligne ne sont pas plus souvent malades que d'autres, mais encore que leur constitution, quelquefois délicate au début de leur carrière, finit par se fortifier ; on ne peut cependant nier que chauffeurs et machinistes ne respirent en grande quantité de l'air chargé de fumée, de molécules de charbon et de poussière.

Enfin, l'opinion des savants hygiénistes que nous venons d'invoquer se trouve corroborée par les travaux de M. Fournié, de l'Aude, qui a lu à l'Académie de médecine (séance du 16 septembre 1861), un Mémoire duquel il résulte que les liquides pulvérisés ne peuvent pénétrer dans la trachée et à plus forte raison dans les bronches, et que les poussières ne peuvent y pénétrer qu'exceptionnellement. Nous n'extraierons que deux expériences de ce Mémoire ; nous les empruntons à l'*Union médicale* (nos 115 et 116, 1861).

« Exp. I. Un Auvergnat, marchand de charbon, demeurant rue Joquelet, 8, a bien voulu se prêter à nos essais. Après nous être assuré avec le laryngoscope que *son larynx* était bien net (il n'avait pas paru dans sa boutique depuis la veille), nous lui avons enserré les narines dans un pince-nez ; puis, nous avons introduit sa tête dans un sac où d'habitude il enferme le charbon. Le sac étant bien secoué, ce brave homme s'est trouvé sérieusement dans une atmosphère favorable à l'inspiration des poudres ; il toussait et ne paraissait pas être à son aise ; c'est pourquoi, après trois minutes d'attente seulement, nous l'avons délivré et soumis immédiatement à l'examen laryngoscopique. Le voile du palais, la langue, les amygdales, la paroi pharyngienne, étaient recouverts d'une couche assez épaisse de charbon. Le miroir ayant été introduit dans l'arrière-gorge, nous avons vu se dérouler successivement l'image de l'épiglotte, celle des replis arythéno-épiglottiques, puis celle des cartilages arythénoïdes. Toutes ces parties étaient d'un rouge vif et parsemées çà et là de stries charbonneuses. Le larynx n'a offert à notre vue qu'un petit amas de charbon pas plus gros qu'un fil et situé au-dessus de la corde vocale droite ; la pureté de

cet.organe contrastait avec l'état de la trachée, dont la muqueuse,
surtout à la partie postérieure, était presque entièrement cachée
sous la poudre de charbon. Il n'était plus possible, après cet examen, de douter de la pénétration des poussières dans les voies
aériennes. Nous avons répété sur nous la même expérience avec
des résultats analogues. » On voit par là dans quelles circonstances
exceptionnelles la poussière peut arriver jusqu'au larynx et en
quelle faible quantité elle y parvient ; mais des bronches aux vésicules pulmonaires il y a loin, et la poussière rencontre, pour les
atteindre, des difficultés presque insurmontables, comme nous le
verrons en parlant des vomissements verts. En tout cas, quelle est
la profession où de semblables circonstances se rencontrent habi-
tuellement ? Ce n'est pas évidemment l'horlogerie.

« Exp. VII. Une solution de nitrate d'argent, assez concentrée
pour produire une légère exsudation blanchâtre sur la muqueuse
de la bouche, a été introduite par le pulvérisateur. Pour protéger
la cavité buccale, nous avons respiré à travers un tube en verre
ayant trois centimètres de diamètre ; puis nous avons examiné les
résultats avec le laryngoscope. La paroi du pharynx était très sen-
siblement blanche, *mais l'intérieur du larynx avait conservé la couleur naturelle.* »

Donc le larynx n'avait pas été atteint par la solution d'a-
zotate d'argent ; donc on pourrait déjà affirmer que toutes les
parties de l'horlogerie où l'artiste respire un air chargé de molécules humides sont à l'abri des prétendus dangers d'intoxication.

Il nous paraît évident, d'après ce qui précède, que si *nous
sommes indigne du nom de médecin* pour avoir cru à l'innocuité
des inspirations de poussière de charbon, de fécule et de calcaire,
nous le sommes en bonne compagnie.

§ IV.

OPINION DES AUTEURS SUR LES DANGERS QU'OFFRE LA MANIPULATION DU CUIVRE.

Presque tous les anciens auteurs parlent d'un *asthma metallicum ;*

les uns, comme Sauvages, Van-Helmont, n'ont en vue que les mineurs; d'autres, comme Ramazzini, Buchan, Lebègue de Presle, ont admis l'asthme métallique chez les ouvriers qui travaillent les *métaux*, mais sans établir de diagnostic différentiel. C'est ainsi que Lebègue de Presle (p. 35) écrit : « Ces différents corps, cuivre, mer-
» cure, plomb, étain, etc., portés par l'air dans les poumons, font
» du mal, soit par leur forme, soit par leur nature. Ces particules
» minérales occasionnent les irritations à la poitrine, les toux, les
» coliques, etc. » Il nous semble qu'on ne saurait attacher une grande valeur à une opinion exprimée d'une manière si générale et si vague qu'elle permet de grouper sous un même type des symptômes dus à l'action de corps dont les propriétés sont aussi distinctes que celles du cuivre et du mercure.

Buchan (tome II, p. 114) trouve une cause de pulmonie « dans
» l'air qui est imprégné de la vapeur des métaux ou minéraux, et
» qui corrode et brise souvent les vaisseaux tendres et délicats. »
Que conclure de ce passage? rien, si ce n'est que les anciens avaient déjà constaté le danger de certains métaux, mais sans pouvoir reconnaître si c'était le plomb ou le cuivre, le fer ou le zinc, qui donnaient lieu aux phénomènes observés.

Duplanil, en commentant Buchan, fait avec raison remarquer
» qu'il n'est pas rare de voir des horlogers, des fabricants d'ins-
» truments de mathématiques, mourir de pulmonie.» Mais nous prouverons bientôt, nous l'espérons, que ce médecin était dans l'erreur lorsqu'il écrivait que le cuivre prédispose à la pulmonie. Remarquons toutefois que ces auteurs ne parlent que de pulmonie et non d'étisie, comme on appelait alors la phthisie.

C'est à tort que M. Perron (p. 13) prétend que Patissier, après Ramazzini, « conseille aux estomacs débiles, aux personnes d'un
» tempérament sec et bilieux, sujettes à la toux, de s'abstenir
» des professions qui exigent la manipulation du cuivre; » car Ramazzini et son commentateur (p. 150, *Encyclop. méd.*) ne donnent ce conseil qu'aux chaudronniers; et cet avis se comprend lorsque ces auteurs ont fait le tableau suivant de la profession (p. 149): «Dans chaque ville, comme à Venise, des chaudronniers
» sont tous rassemblés dans un faubourg, occupés tout le jour à

» battre et à forger·leur cuivre et à le planer pour en faire diffé-
» rents ustensiles ; leurs marteaux font tant de bruit qu'ils sont
» obligés d'être relégués à part et écartés de tous les autres ou-
» vriers. *Assis par terre et le dos courbé, ils battent le cuivre d'abord*
» *avec des maillets, puis avec des marteaux pour lui donner le degré*
» *de ductibilité..... Leur attitude courbée les rend aussi bossus par*
» *la suite du temps*, etc. » Il faut encore remarquer que ces cuivres
sont altérés et donnent une poussière bien autrement abondante
que celle qui résulte des travaux de précision faits non avec le
cuivre, mais avec le laiton, qui est un alliage de cuivre et de zinc,
destiné, comme on le sait, à rendre l'oxydation du cuivre moins
facile.

M. Perron cite encore (p. 26), à l'appui de sa thèse, les empointeurs (partie de l'épinglerie), qui meurent presque tous de phthisie
et dont les cheveux sont verts [1] et les dents verdâtres, bien que ces
ouvriers placent un masque devant leur bouche. M. Perron oublie
de tracer le tableau de cette profession que donne M. Teyssèdre
(*Musée des familles*, p. 218, année 1836) : « La machine dont on
» fait usage pour cette opération (l'empointage), dit cet auteur,
» est une meule d'acier trempé taillée en lime sur son contour ;
» cette lime circulaire est montée et mise en mouvement comme
» les meules de couteliers. Il y a deux sortes de meules, l'une
» propre à dégrossir et l'autre à finir ; la taille de celle-ci est plus
» fine que celle de la première. Ces meules, qui ont de 18 à 20
» pouces de circonférence, tournent avec une vitesse de 27 lieues à
» l'heure. Les empointeurs se placent devant leurs meules assis
» les jambes croisées à la manière des tailleurs ; ils prennent de 20
» à 40 tronçons suivant la grosseur du fil, et les tenant des deux
» mains entre l'index et le pouce, ils les présentent par un bout à
» la meule, ayant soin que les uns ne dépassent pas les autres, de
» façon qu'ils offrent la forme d'un peigne droit. Un ouvrier peut,
» dans un jour, faire la pointe à *quinze douzaines de mille* d'épin-
» gles grosses ou petites, et la treizième en sus. »

On comprend combien de poussière doit donner un pareil travail

_____

[1] Nous consacrerons un chapitre aux cheveux verts.

et s'il est raisonnablement permis de le comparer à celui de l'horloger. C'est si peu le cuivre qui cause les phthisies des empointeurs, que M. Teyssèdre a soin de prévenir « que les tireurs, dresseurs et » coupeurs, etc., ont peu de chose à redouter des fils métalliques » qui passent par leurs mains. » Cependant un dresseur voit passer entre ses mains 600 toises de fil par heure, soit 7,200 toises pendant les 12 heures de travail, c'est-à-dire un fil de plus de 14 kilomètres de long.

M. Michel Lévy, après avoir rappelé l'enquête de MM. Chevalier et Bois de Loury (p. 910, tom. II, *Hygiène*), émet les conclusions suivantes : « Aucun des malades signalés dans les hôpitaux » comme atteints de coliques cuivreuses n'était réellement atteint » de cette affection; ces résultats si péremptoires tendent à prouver » l'innocuité de la permanence du cuivre dans l'organisme. » C'est aussi la conviction de M. Tardieu (p. 446, tom. I, *Dict. d'hygiène*). Il étaie ses conclusions sur le Mémoire précité, Mémoire aussi consciencieux qu'intéressant. Cette opinion n'est pas partagée par M. Perron, qui écrit (p. 15) : « Pour mon compte, je n'attache guère » de valeur à des enquêtes de cette nature; ce n'est pas en inter- » rogeant les ouvriers qu'on les observe! »

§ V.

MÉMOIRE DE MM. CHEVALIER ET BOIS DE LOURY.

Ces messieurs citent tout d'abord une thèse de Desbois, de Rochefort, sur les maladies des ouvriers de Villedieu-les-Poêles, village de Basse-Normandie. L'extrait suivant suffira pour en apprécier la valeur (p. 7): « Et déjà hâtons-nous ; le potier, atteint de » colique, nous appelle, nous supplie, nous implore ; le temps » presse, l'ennemi approche, le péril est imminent. Le malheu- » reux gît sur son lit; *son visage n'est pas rouge; il n'éprouve pas* » *de soif, il ne brûle pas*, il est dans le délire et *sans fièvre, le pouls* » *est naturel*, un peu plus fréquent et plus dur, s'écartant peu de ce

» qu'il est ordinairement; la langue n'est ni brune ni noire, *elle*
» *n'est pas sèche,* seulement légèrement endurcie; on ne peut trou-
» ver aucun signe d'inflammation, et pourtant il n'y a pas lieu
» d'être rassuré, le malade est torturé par d'atroces douleurs qui
» semblent déchirer ses entrailles. Il craint de respirer, il le fait
» difficilement et en se reprenant; il ne cesse de soupirer et de gémir;
» il crie et injurie en frémissant. *Le ventre très resserré ne rend*
» *rien ; on obtient à peine des selles avec des lavements réitérés.....*
» Il ne faut accuser la terre des potiers d'aucun de ces maux.
» Le groupe des symptômes dont nous avons parlé est dû au
» plomb, à la rouille du cuivre, à la pierre calaminaire, à l'or-
» piment et à d'autres substances métalliques que les potiers font
» brûler. »

Tout en admettant que cette description soit plus poétique que
scientifique, nous ne pouvons nous empêcher de remarquer que
Desbois ne parle ni de toux ni de diarrhée, mais qu'il signale au
contraire la constipation ainsi que l'absence de fièvre, comme un
effet constant de cet empoisonnement.

En 1760, Combalusier, parlant de la même localité, écrit (p. 8) :
« On n'y voit que des corps livides et en corruption : le visage des
» habitants, leurs cheveux, ressemblent à ceux des statues d'airain ;
» le vertige, la surdité, l'aveuglement, l'engourdissement de tous
» les sens, les distorsions du cou, de l'épine et des membres, le
» tremblement et une faiblesse universelle. » Il donne une observation où sept personnes furent violemment atteintes de coliques
pour s'être chauffées, dans l'hiver 1759, avec des bois de treillages
peints en vert; on ne savait pas alors que certains verts contiennent de l'arsenic.

Palais aurait observé une colique de cuivre « avec céphalalgie
» légère, langue jaunâtre à son centre, rosée sur les bords, bou-
» che amère, soif vive, dents recouvertes d'une couleur verdâtre...,
» peau chaude, pouls *peu fréquent, légère constipation.* »

Ces trois auteurs, on le voit, ne sont d'accord que sur l'absence
de fièvre, de toux et de diarrhée.

Chomel, qui semble, dans son *Traité des dyspepsies,* admettre
la colique de cuivre, a cependant écrit (2ᵉ édit. du *Dict. de méde-*

cine), en parlant de cette colique, « que dans ce cas la maladie est
» due non *au cuivre, mais au plomb* qui est allié au cuivre en cer-
» taine proportion pour en empêcher l'oxydation. » C'est, du reste,
l'opinion professée par Christisson.

M. Patissier croit que les ouvriers qui subissent les accidents
dus au cuivre, sont les fabricants de statues, de médailles, de bou-
tons, les épingliers, les graveurs sur acier, les bronziers et surtout les chaudronniers.

M. le docteur Blandet pense que la colique de cuivre, bien que plus
fréquente que celle de plomb, passe cependant souvent inaperçue,
parce qu'elle n'a pas, à beaucoup près, la gravité de cette dernière.
Cette colique, suivant lui, est due à la malpropreté et à l'inspiration des poussières cuivreuses.

La *Gazette médicale* de 1844 rapporte qu'un garçon de recette
de la Banque fut atteint de colique métallique, pour avoir manié
longtemps de l'argent, et que des changeurs auraient éprouvé
les mêmes accidents.

Le sieur Brulez, fabricant bronzier, rue Sébastiani, pense que les
ouvriers ont *presque tous* la *colique* de cuivre, et surtout les *jours
de fusion;* que ce jour ils éprouvent souvent de la réaction fébrile,
de l'oppression et de la douleur dans les membres pendant la nuit.
Le sieur Soyez, autre bronzier, admet que les ouvriers *fondeurs
seuls* éprouvent des accidents, mais que les mouleurs en sont
exempts. Selon lui, le meilleur moyen de l'éviter consiste à manger avant de fondre et jamais pendant l'opération. D'autres bronziers, les sieurs Thibaut, Choiselat et Gallois, partagent cette manière de voir.

De ce qui précède il résulte que les médecins et les manufacturiers qui croient aux dangers du cuivre, ne signalent que la colique, précisément le seul point nié formellement par M. Perron.

Nous allons maintenant examiner, toujours avec MM. Chevalier et Bois de Loury, si les autorités en faveur de l'innocuité du
cuivre ne suffisent pas pour rejeter tout à fait l'idée de l'existence d'une colique cuprique.

Stochausen écrivait dès 1656 : « que dans l'espace de plusieurs
» années il avait observé à peine un ouvrier atteint de colique

» métallique, de ceux qui dans la fonderie séparaient le cuivre
» de l'argent. » Bordeu répondant à Desbois, de Rochefort, cite le
village de Baygorre, où l'on exploite des mines de cuivre connues
du temps des Romains, où cependant les habitants jouissent de la
plus brillante santé. Le docteur Hettinger, médecin des mines,
dit Bordeu, n'a vu que deux ouvriers atteints de colique de cuivre;
encore ces hommes avaient bu de l'eau de la mine, toujours chargée de parties cuivreuses.

Le docteur Duclos, consulté par Bordeu, lui répondit qu'à la
fonderie d'Essonne il n'y avait pas de colique, qu'il n'y avait plus
de malade depuis que les ouvriers brûlaient du bois, au lieu de
charbon de bois, dans leurs chambres, et que cependant les cols
des chemises devenaient verts.

Bordeu fit enfin une enquête à Villedieu-les-Poêles, et au lieu
de rencontrer les corps hideux et en corruption dont parle Combalusier, il vit des hommes forts et robustes; il ne trouva sujets
aux tremblements que les ouvriers qui abusaient de l'eau-de-vie.
Quant aux femmes, bien qu'elles fissent la partie la plus sale du
métier, elles n'étaient pas sujettes à la colique. « Un relevé des re-
» gistres mortuaires du pays fait pour dix-huit ans, a donné beau-
» coup de décès d'individus arrivés à soixante-quinze et plusieurs
» à quatre-vingt-sept ans. »

Requin, médecin de l'Hôtel-Dieu annexe, où se trouvent
beaucoup d'ouvriers en cuivre, n'a jamais rencontré *cette prétendue colique;* il en est de même du docteur Sandras, médecin du
même hospice, qui avait cependant fixé son attention sur ce point.

M. le docteur Bezonnet ne s'explique pas la colique si l'on n'admet pas que le cuivre ait été modifié avant son introduction; il
rapporte plusieurs exemples d'enfants ayant avalé des pièces de
cuivre sans avoir éprouvé d'accidents.

Le docteur Vasseur, médecin pendant *dix ans* de la société de
bon secours fondée par les ouvriers fondeurs et monteurs, *n'a pas
traité une seule colique.*

Le docteur Noiret, après sept ans de pratique comme médecin de l'association des bronziers, n'a rencontré que deux maladies qui pouvaient reconnaître pour cause la manipulation du

cuivre ; encore l'un des malades avait déjà eu trois coliques de plomb.

Si nous interrogeons les fabricants, nous trouverons dans leur réponse l'explication des accidents éprouvés par les ouvriers. MM. Eck et Durand, fondeurs, n'ont jamais remarqué de colique parmi les nombreux artistes qu'ils emploient; il est vrai que tout homme qui se présente pris de vin est exclu de leurs ateliers. Le jour du coulage, un seul ouvrier se plaint de courbature et surtout de douleurs atroces dans le poignet ; c'est le fondeur, mais ce dernier se sert d'un creuset pesant 40 kil., qu'il soulève à l'extrémité de tenailles longues d'un mètre pour aller verser son contenu dans les moules.

Les jours de fonte, les ouvriers placés près du fourneau éprouvent de la céphalalgie qu'ils attribuent à la vapeur de l'étain. Une seule espèce de cuivre paraît nuire quelquefois aux ouvriers, elle produit chez eux non des coliques, mais du malaise; c'est le cuivre qui provient du doublage des vaisseaux. Est-il besoin de rappeler qu'il contient non-seulement du carbonate et de l'acétate de cuivre, mais encore des substances salines et marines qui sont la cause unique des effets que nous signalons. En été, tous les ouvriers des ateliers de M. Durand ont, par le fait de la transpiration, le linge verdâtre. « Il arrive souvent aux ouvriers de manger dans l'atelier, de dé-» poser pendant longtemps, au milieu de cette poussière cuivreuse, » leur pain, qu'ils mangent impunément. »

M. Simmonet, sorti de la classe pauvre, travaille depuis trente-six ans; il occupe cent artistes : jamais il n'a observé de colique ou de maladie attribuée au cuivre.

Le sieur Morda, chef d'atelier d'acheveurs, travaille depuis vingt-quatre ans à la lime et au tour, sans avoir jamais rien ressenti, ni lui ni ses camarades.

M. Dalbergue, secrétaire de la société des ciseleurs sur bronze, composée de 230 membres, n'a vu que deux maladies pouvant être attribuées au cuivre; mais les sujets se livraient à la débauche. Cette opinion est partagée par MM. Denière, Journeux, Marcaille, Feuchère, Vittoz, chefs de vastes établissements bronziers. Ce dernier a travaillé manuellement plus de trente ans, il a fait travail-

ler ses enfants, filles et garçons, dès l'âge de treize et quatorze ans,
sans qu'ils aient eu de coliques, bien qu'ils fissent beaucoup de
limaille.

M. Derickx, directeur de la Monnaie à Paris, a passé, tant dans
cette ville qu'à Lille, vingt-huit ans au milieu des fontes de mon-
naies et de médailles, sans jamais avoir observé de maladies provenant de cette profession chez lui ou chez ses ouvriers.

M. Calla, un des plus forts constructeurs de machines, qui n'em-
ploie que le fer et la fonte, observe les mêmes céphalalgies que
chez les fondeurs en cuivre. M. Bourgeois, autre grand construc-
teur en fer, attribue ces phénomènes à la haute température et à
l'éclat de la flamme que supportent les ouvriers. (Nous-même nous
avons observé les mêmes effets chez les artistes qui travaillent au
four des émailleurs.) Après cette minutieuse enquête, MM. Chevalier et Bois de Loury ont écrit à MM. Piedoye et Baudry, médecins de Villedieu-les-Poêles; ces praticiens répondirent qu'ils
observaient des coliques, mais qu'elles *ne différaient en rien de
celle du plomb :* tout en constatant que *les cheveux des vieillards*
se coloraient quelquefois en vert, ils faisaient cependant remarquer *que la peau de ces ouvriers ne différait en rien de celle des
autres personnes de la localité, qu'elle n'acquérait pas la couleur
verdâtre.*

M. Audouard, pharmacien à Béziers, écrit que les ouvriers de
Durfort, tout en étant continuellement exposés aux vapeurs de
cuivre chauffé au rouge, ne sont jamais atteints de coliques, mais
seulement les chaudronniers qui travaillent à froid et aspirent par
la bouche et par le nez une grande quantité de découpures de
cuivre, dont la proportion est telle, qu'ils sont obligés de cracher
et de rejeter du vert-de-gris dont leur bouche et leur gosier sont
souvent remplis ; que, d'après le dire des médecins et fabricants,
ces ouvriers vivent en moyenne aussi longtemps que les autres
hommes; on en voit d'octogénaires.

Le docteur Millon, de Sorrèze, a fait un travail sur les ouvriers
de Durfort; pendant six ans il n'a constaté que deux coliques chez
deux sujets qui avaient bu de l'eau de la mine. Son père avait déjà
observé l'innocuité du cuivre à Durfort. M. Millon fils a observé

depuis que le métal n'offrait. pas plus de danger à Essonne qu'à Romilly près Paris et qu'à Guillon dans les Pyrénées. Aussi ce médecin croit-il que les accidents signalés sont plutôt le résultat des effets du plomb que du cuivre, et il fait remarquer spécialement que les chaudronniers, « tout en expectorant un *mucus* coloré en vert, n'en sont pas plus sujets aux maladies de poitrine que les ouvriers qui ne travaillent pas le cuivre. »

Enfin, à l'arsenal de Paris, les hommes occupés à la fabrique de capsules ne sont jamais malades, ainsi que l'a constaté M. le colonel Delorme, et cependant certains ouvriers coupent jusqu'à 60,000 capsules par jour.

En résumé, dans cette longue enquête nous ne trouvons que cinq manufacturiers qui se plaignent des accidents produits par la manipulation du cuivre ; encore ne signalent-ils que des douleurs de tête les jours de coulage et l'apparition de quelques filets sanguins dans l'expectoration ; rarement des coliques, plus rarement encore des vomissements ; ils ont même soin de faire observer que les fondeurs seuls sont sujets à ces indispositions. Dès lors il n'est nul besoin de faire intervenir une intoxication métallique pour expliquer ces phénomènes, qui trouvent leur raison d'être dans une atmosphère suffocante, les efforts violents, l'ardeur d'une lave incandescente, un air chargé d'acide carbonique, auxquels sont exposés les fondeurs.

§ VI.

DES FAITS QUI PROUVENT L'INNOCUITÉ DU CUIVRE.

La science compte de nombreux exemples de personnes qui ont avalé des pièces de monnaie, des objets en cuivre, des épingles, sans éprouver ni diarrhée, ni toux, ni fièvre. Drouard (*Expériences sur l'empoisonnement par l'oxyde de cuivre*) a pu faire prendre impunément à des chiens jusqu'à 30 grammes de poussière de cuivre.

« Il faut convenir, dit M. Guersant (art. Cuivre, *Dictionn. des*

» *sciences médic.*), qu'on a été fort injuste à l'égard de ce métal...
» En effet, le cuivre métallique n'est nullement nuisible à l'éco-
» nomie animale : les expériences de Drouard ont mis ce fait
» hors de doute. Patin dit avoir vu des ouvriers fondeurs avaler
» sans inconvénient dans un verre d'eau-de-vie, croyant se guérir
» du rhumatisme, plus d'un drachme de la poudre de cuivre qui
» se condense à la surface d'une pelle de fer tenue pendant quel-
» ques instants au milieu de la vapeur qui s'élève des chaudières
» destinées à la fusion du métal. »

Tous les jours on donne le sulfate de cuivre comme vomitif. Le docteur Toussaint a été plus loin : après avoir fait de nombreuses expériences sur lui-même, sur les animaux, sur ses malades, il a posé les conclusions suivantes, que j'extrais de l'*Annuaire de thérapeutique* de M. Bouchardat (1859) :

« 1° Le cuivre pur, l'oxyde noir de cuivre et le sulfure de cuivre
» ne peuvent entraîner aucun trouble dans la santé, non plus que
» le chlorhydrate de cuivre ammoniacal à la dose de 20 grammes
» dans la liqueur de Kochlini ; 2° le sulfate de cuivre ammoniacal
» à la dose de 7 grammes ; l'iodure de cuivre de 8 grammes ; le
» phosphate de cuivre de 10 grammes ; le carbonate de cuivre de
» 10 grammes ; l'azotate de cuivre de 14 grammes ; l'acétate de
» cuivre de 14 grammes, causent d'abord des vomissements, mais on
» peut cependant en administrer des quantités bien plus considé-
» rables par jour à doses fractionnées, sans qu'il se produise d'ac-
» cidents ; 3° la nourriture qu'on donne en même temps n'a aucune
» influence sur l'action de ces médicaments ; 4° les sels de cuivre,
» ceux qui sont solubles comme ceux qui ne le sont pas, ne se re-
» trouvent pas dans l'urine ; 5° l'on ne rencontre pas les symp-
» tômes indiqués dans tous les livres comme se manifestant à la
» suite d'un long usage des préparations de cuivre, cercle bleu
» au-dessous des yeux, sensation douloureuse à la pression du
» ventre, vomissements fréquents, mouvements fébriles mar-
» qués, etc. »

M. Pietra-Santa pense : « 1° qu'un individu peut vivre dans une
» atmosphère chargée de poussière de cuivre sans altération de sa
» santé ; 2° que l'ingestion de la poussière de cuivre donne lieu à

3

» quelques accidents; 3° que la colique de cuivre, telle qu'elle a été
» décrite par les auteurs des xviiie et xixe siècles, n'existe pas. »
(Académie des sciences, 23 août 1858.)

Enfin, MM. Chevalier et Martin-Solon, chargés de faire un rapport à l'académie de médecine sur un Mémoire de M. Millon, de
Sorrèze, ne croient pas qu'on puisse, avec ce médecin, admettre
« que le cuivre pénètre dans les os pendant la vie. » (Bulletin de
l'Académie de médecine, tom. XII.)

Tous ces témoignages prouvent, à notre avis, qu'évidemment la
manipulation du cuivre n'offre aucun des prétendus dangers signalés par M. Perron.

§ VII.

SENTIMENT DES AUTEURS SUR LES DANGERS AUXQUELS SONT EXPOSÉS LES HORLOGERS.

Jusqu'ici, nous n'avons parlé que des individus qui se trouvent
constamment en contact avec des quantités considérables, soit de
vapeurs, soit de molécules cuivreuses; il nous reste à examiner
si on peut assimiler la position des horlogers à celle de ces ouvriers.

Si nous en croyons M. Perron, on peut affirmer que tous les
artistes sont exposés à l'empoisonnement cuprique, car « sur les
» 26 ou 30 parties qui composent la fabrication des montres, à
» peine en est-il 2 ou 3 qui n'en manipulent point, comme le
» pierriste, le peintre de cadrans…, et quelles parties (p. 6)! »
Aussi ce médecin admet l'existence d'une *phthisie des horlogers,*
qui « débute par des phénomènes d'embarras bilieux; une fièvre
» gastrique, la diarrhée ou les vomissements, précèdent toujours
» plus ou moins la production d'une lésion pulmonaire (p. 12). »

Cette phthisie est « le résultat non-seulement de la finesse et de
» la ténuité des poussières inspirées pendant le travail (p. 21), » mais
encore de « la vie sédentaire, qui, on peut l'assurer, est excessive-
» ment nuisible aux ouvriers en cuivre; l'on peut dire même que
» la phthisie, toutes choses égales d'ailleurs, est chez eux fréquente

» en raison de leur immobilité : rare chez les TOURNEURS et FON-
» DEURS, elle est ordinaire aux horlogers et aux épingliers. » Et
cependant, nous lisons, trois lignes au-dessous : « Il est rare que
» l'horloger ne sacrifie pas plusieurs jours de la semaine à
» neutraliser les effets de son travail sédentaire (p. 24). » Nous
signalerons, en passant, la contradiction de ces deux citations d'un
même paragraphe.

Nous voyons encore, même page, que la cause de cette phthisie
métallique se trouve dans le fait « que les horlogers vivent dans
» un milieu bien chauffé, qu'ils se créent pour ainsi dire une
» température de serre chaude; que, d'autre part, ils travaillent
» en face des croisées et sous le jet des courants d'air. »

On conviendra que ce danger, lorsqu'il existe, peut cesser lorsqu'on le voudra, et qu'il n'est pas inhérent à la profession.

« L'intempérance, écrit M. Perron (p. 27), de quelque manière
» qu'on l'envisage, ne suffit pas pour expliquer la production de la
» phthisie chez les horlogers; je dis plus, *l'intempérance dans*
» *quelques cas semble être une ancre de salut.* Le grand Cuvier, lors-
» qu'on blâmait en sa présence les horlogers de leur inconduite,
» avait coutume de dire que cette inconduite était un besoin de la
» nature. *L'indigestion périodique qu'ils se donnent,* disait-il, *est une*
» CUVÉE SALUTAIRE *qui chasse le poison du cuivre aux émonctoires.* »

Pourquoi M. Perron n'a-t-il pas indiqué la source où il a trouvé
cette anecdote? On aimerait à vérifier une pareille assertion, surtout
lorsqu'on réfléchit que Cuvier ne pratiquait pas la médecine et
que de son temps la Franche-Comté ne comptait qu'un petit nombre d'artistes très laborieux et fort sobres.

« L'observation, dit ailleurs M. Perron (p. 29), avant l'analyse
» (où sont ses analyses?) nous avait démontré que le cuivre est
» absorbé par l'économie et qu'il donne lieu à des phénomènes re-
» marquables; il verdit les dents, les cheveux blancs, les ongles
» même des ouvriers qui en manipulent; il rend leur *sueur grasse,*
» *onctueuse,* et lui communique la propriété de verdir le linge
» qu'elle a pénétré. C'est ainsi qu'on peut voir des chemises d'hor-
» logers devenues vertes au bout d'un certain temps ; les lavan-
» dières de Besançon sont au courant de cette particularité. »

Ce médecin (p. 35) nous donne un tableau de la population horlogère qui rappelle celui que Combalusier faisait des ouvriers de Villedieu-les-Poêles : « Ils ont, dit-il, en général les membres » grêles, la figure sèche ou bouffie, le regard morne et le teint » blême ; les femmes qu'on voue dès l'enfance à l'établi devien- » nent pâles ou sont colorées aux pommettes, et leur gorge s'atro- » phie... *Il en est même que le métal embellit.*

» En résumé, dit cet auteur, 1° la vie sédentaire que mène l'ar- » tiste, son travail à froid et sans exercice ; 2° l'irritation produite » à chaque instant sur les poumons, qui deviennent par ce fait le » point d'attaque du molimen inflammatoire ; 3° les accidents fé- » briles déterminés par l'ingestion du cuivre ou de ses composés, » telles sont les raisons qui paraissent le mieux rendre compte de » la fréquence de la phthisie chez les horlogers. »

Ce qui nous a le plus frappé dans le travail de notre confrère, ce sont sans contredit les rapprochements suivants (p. 19) : « Parmi » les ouvriers d'horlogerie, on arrive à une proportion relative- » ment beaucoup plus considérable de phthisiques, que parmi » les mineurs de Cornouailles. »

L'horlogerie est si funeste à la santé que « lorsque la mortalité » est de 14,3 p. 100 chez les Annonciades, et de 16,6 p. 100 chez » les Ursulines (p. 24), elle est de 60 p. 100 chez les horlogers » (p. 19). » Si M. Perron ne se trompe pas dans ses calculs, il est évident que l'autorité doit s'empresser de proscrire une profession qui conduit plus de deux artistes sur cinq à une mort certaine.

Heureusement que nous pouvons invoquer l'autorité du corps médical pour combattre une semblable thèse. Mais avant d'appe- ler en cause la médecine, nous devons dire qu'un grand nombre d'établisseurs, de chefs d'ateliers et de vieux artistes, que nous avons interrogés, ont unanimement repoussé l'idée que le tra- vail de l'horlogerie pouvait altérer la santé. C'est à qui, parmi eux, nous citerait des horlogers qui depuis 20, 30 et 40 ans exercent leur profession sans avoir jamais ressenti aucun trouble dans leurs fonctions. Enfin, M. de Liman, fabricant d'horlogerie à Besançon, écrit, en parlant du travail de M. Perron : « Sans vou- » loir suivre ce savant médecin sur le terrain où il combat, nous

» en appellerons aux expériences pratiques que nous avons faites
» en bien des endroits; nous vous dirons : Travaillez et ne craignez
» rien.

» Les adoucisseuses seraient les personnes qui pourraient absor-
» ber le plus de particules métalliques par les pores de la peau des
» mains; mais, comme elles opèrent ordinairement dans l'eau
» froide, où elles plongent souvent les pièces et leurs pierres, ces
» dames ont seulement les mains rudes et jaunâtres, mais là se
» bornent les désordres que le cuivre leur occasionne. » (*Journal
de l'horlogerie*, n° 29, 1er septembre 1861.) Ces callosités des mains
s'opposent précisément à la prétendue absorption du cuivre.

Tous les auteurs qui ont écrit sur la colique de cuivre, tant anciens que modernes, tous les fabricants qui ont cru à l'intoxication
cuivreuse, tous reconnaissent que la constipation serait le signe
de cet empoisonnement. M. Patissier lui-même la compare à celle
qu'on observe dans la colique de plomb.

Tous les défenseurs de l'intoxication parlent d'accidents aigus
et passagers se renouvelant plus ou moins souvent et ne s'obser-
vant que chez les fondeurs. M. Perron soutient seul que ces derniers en sont exempts; seul il signale la toux, la fièvre et la diarrhée; seul il signale la phthisie. Nous ne nous chargeons pas d'accorder les partisans de l'opinion que nous combattons.

Par un sentiment de haute convenance qu'on appréciera, nous
n'invoquons à l'appui de notre thèse que l'autorité de deux de nos
confrères de Besançon, parce que, seuls, ils ont publiquement rejeté
les prétentions émises par l'auteur du Mémoire sur l'absorption
du cuivre.

M. le docteur Ignace Druhen, professeur de pathologie interne
à l'école de médecine de Besançon, ayant à faire un rapport à l'a-
cadémie de cette ville sur le Mémoire de M. Perron relatif à
l'influence de l'horlogerie envisagée dans ses rapports avec l'économie politique, s'est exprimé en ces termes : « Je n'ai qu'un mot à
» dire de l'influence de l'horlogerie sur la santé; M. Perron, seul,
» a abordé ce côté de la question, mais il n'a pas réussi. Dans la
» statistique de la mortalité pour 1857, il a remarqué que les hor-
» logers ont fourni à la phthisie pulmonaire plus de victimes que

» les autres professions, et il en conclut que leur travail prédispose
» à cette terrible maladie. C'est à tort, car c'est dans l'inconduite
» et non dans le travail qu'il faut en chercher la cause. » (Académie des sciences, arts et belles-lettres de Besançon, p. 36, séance
du 24 août 1859.)

Nous lisons dans le Bulletin de la Société de médecine de Besançon (1861, p. 86) : « La lecture du Mémoire de M. Perron sur
» l'action nuisible des inspirations cuivreuses a donné également
» lieu à une petite discussion que je tiens à vous rappeler ici, parce
» que la question soulevée par notre confrère dans son travail *ne*
» *semble pas vidée pour un certain nombre de praticiens de Besançon.*

» Un de nos doyens, le docteur Sanderet (directeur de l'école
» de médecine), à qui ses connaissances spéciales en hygiène don-
» naient mieux qu'à tout autre le droit de discussion, a pris la pa-
» role, croyant que la phthisie des horlogers doit être rattachée
» non pas à une cause unique, mais à un ensemble complexe de
» causes concourant à un même résultat. Il ne niait pas, certes,
» l'action du cuivre, mais ne croyait pas devoir attribuer à cette
» action des résultats aussi importants que ceux que lui attribue
» M. Perron. Enfin, l'auteur, à son avis, *n'avait pas assez tenu*
» *compte, dans son travail, de l'opinion des médecins de la loca-*
» *lité.* »

M. Perron (p. 21) exprime le regret de n'avoir pu connaître
l'opinion de ses confrères de la Suisse sur l'empoisonnement cuprique ; il aurait cependant pu la recueillir, s'il avait lu en entier
la page du savant Mémoire de notre honorable confrère le docteur
Muston, dont il ne cite que quelques lignes, et que nous croyons
utile de transcrire en entier.

« Les travaux de l'horlogerie, dit M. Muston (p. 123, Société
» d'émulation de Montbéliard, 1859), ont-ils quelque influence
» fâcheuse sur les ouvriers? Nous avons, à ce sujet, interrogé un
» grand nombre de médecins du Jura, et leurs réponses ont con-
» firmé nos propres observations, à savoir : que les travaux de
» l'horlogerie n'entraînent aucune maladie spéciale qui puisse leur
» être uniquement attribuée, et *de toutes les industries, c'est proba-*
» *blement la plus saine et la plus agréable.*

» Toutefois les travaux d'horlogerie en petit volume obligent à
» l'emploi d'une loupe, afin de mieux distinguer les organes déli-
» cats de la montre; or l'usage prolongé de la loupe ou *microscope,*
» comme l'appellent les ouvriers, donne lieu à des inflammations
» de la conjonctive de la cornée, à un affaiblissement de la vue,
» tel, que les ouvriers sont souvent obligés de quitter leur état
» au bout de quelques années. C'est là certainement un inconvé-
» nient grave.

» J'ai vu chez de très anciens ouvriers la coloration verte des
» cheveux et de la barbe, suite d'une intoxication cuivreuse occa-
» sionnée par le maniement prolongé du laiton, sans autre trouble
» de l'économie.

» La vie sédentaire des ouvriers horlogers les prédispose à de
» certaines affections. » (Notons que M. Muston habite une localité où se trouvent cinq ou six grandes fabriques d'ébauches. Les
ouvriers de ces établissements se trouvent ainsi dans des conditions
exceptionnelles, partout ailleurs l'horlogerie se faisant en famille
ou dans des ateliers peu nombreux.) « Chez les jeunes filles, la
» chlorose est fréquente ; elle tient aussi à une alimentation peu
» animalisée; le café au lait et les légumes font la base des repas.
» Cette même alimentation, jointe au séjour dans des ateliers ou
» des demeures mal aérés, prédispose aux scrofules, triste infir-
» mité bien commune dans nos montagnes.

» L'accumulation de nombreux ouvriers des deux sexes dans
» les mêmes ateliers détermine chez les jeunes gens et les jeunes
» filles un développement précoce qui entraîne à sa suite trop
» souvent l'amaigrissement, le marasme, la tuberculisation
» rapide. »

Enfin, nous avons écrit à deux confrères de la Chaux-de-Fonds
pour les prier de nous faire savoir s'ils pensaient que l'horlogerie
compromettait la santé des artistes. Nous avions eu soin de les
prévenir que nous étudiions la question sans idées préconçues,
cherchant avant tout la vérité. Ces confrères, que nous ne connaissons encore que par leurs lettres, ont bien voulu nous répondre qu'ils ne croyaient nullement à l'intoxication cuprique;
nous saisissons cette occasion de leur témoigner notre reconnais-

sance pour l'empressement qu'ils ont mis à satisfaire nos désirs. Voici ces deux lettres :

« La Chaux-de-Fonds, 17 mars 1861.

» Monsieur et cher confrère, je viens répondre à votre question » ainsi formulée : « Les inspirations cuivreuses auxquelles sont » exposés les horlogers les rendent-ils phthisiques ? » Voici en peu » de mots les raisons qui me portent à répondre négativement et » à repousser une formule à l'aide de laquelle on accorderait aux » poussières de cuivre, ou plutôt de laiton, une action funeste » avec un caractère de spécificité sur les organes de la respiration, » que mon observation particulière ne m'a pas démontrée, et que, » dans notre centre d'industrie horlogère, rien jusqu'à présent » n'autorise à accepter comme un aphorisme.

» On se fait généralement une fausse idée de la quantité de » poussière de laiton inspirée par chaque ouvrier horloger pen- » dant ses heures de travail. A part le finisseur et le tourneur de » cuvettes, les autres horlogers, tels que les remonteurs, les repas- » seurs, les faiseurs d'échappements, etc., font un genre de tra- » vail dégageant fort peu ou point de limaille de cuivre. D'ailleurs, » les ébauches, livrées par des fabricants fixés pour la plupart » hors des centres d'horlogerie, ont déjà atteint un degré de per- » fection tel, que l'horloger proprement dit a très peu à limer et » à tourner pour les amener à marcher en *blanc*.

» Allez donc, mon cher confrère, vous asseoir une demi-journée » près de l'établi d'un horloger; vous vous convaincrez de ce que » je vous avance, et de la véritable innocuité dont jouit la grande » majorité des ouvriers adonnés à cette profession.

» Notez bien que je ne conteste pas l'action irritante des pous- » sières de cuivre sur les organes de la respiration ; mais ce que je » conteste, c'est leur spécificité d'action ; c'est la quantité de mo- » lécules cuivreuses introduites dans l'économie animale, même » par toute la surface absorbante, en assez grande abondance pour » y développer la tuberculose pulmonaire.

» Pourquoi, comme l'on dit vulgairement, chercher midi à » quatorze heures, et ne pas voir les principaux facteurs de la

» phthisie pulmonaire dans le tempérament lymphatique des in-
» dustriels à vocation sédentaire, dans un travail exigeant peu de
» mouvements, par conséquent peu propre à développer la mus-
» culature et l'ampleur du thorax, dans la vie de l'atelier, au mi-
» lieu d'une atmosphère d'autant plus malsaine qu'elle sera plus
» élevée et qu'elle ne peut être changée à chaque instant, en un
» mot dans l'ensemble des conditions hygiéniques qui entourent
» les horlogers? Il y aurait beaucoup à dire quand il s'agirait de
» traiter ce sujet d'une manière un peu convenable ; mais à quoi
» bon rechercher des choses qui se trouvent dans tous les ouvrages
» *ex professo* qui traitent de la phthisie pulmonaire?

  » Agréez, etc.   GOUVERNON, D. M. P. »

   « Nyon, canton de Vaud, le 31 mars 1861.

  » Monsieur et honoré confrère,

  » Pour répondre à votre lettre du 26 courant, relative à l'in-
» fluence nuisible que pourrait exercer le cuivre chez les horlo-
» gers, j'aurai l'honneur de vous dire que je ne crois pas avoir
» observé une seule maladie que l'on puisse raisonnablement
» attribuer à l'action de ce métal. *Pendant une vingtaine d'années*
» *que j'ai pratiqué la médecine dans le plus grand centre industriel*
» *horloger de l'Europe*, je n'ai même jamais vu la colique de
» cuivre. Les maladies de poitrine sont, il est vrai, très communes
» dans les montagnes neuchateloises, particulièrement la phthi-
» sie et les pleurésies chroniques, tandis que les pneumonies fran-
» ches y sont d'une rareté excessive.
  » *Quant à la fréquence de la phthisie, elle s'explique pour ainsi dire*
» *forcément par le climat détestable de cette contrée*, où j'ai vu, par
» exemple, en plein hiver 29° centigrades de différence dans les 24
» heures, c'est-à-dire —23° le soir, et + 6° le lendemain matin avec
» pluie battante. Ces conditions, jointes à la vie sédentaire dans des
» appartéments excessivement chauffés, à l'absence d'exercice et aux

» excès dans le manger et surtout dans le boire, rendent facilement
» compte de la grande fréquence de cette maladie.

» Quant à un fait spécial relatif à l'action du cuivre, en voici
» cependant un singulier :

» Il y a une quinzaine d'années que vivait à la Chaux-de-Fonds
» un nommé Vuille, tourneur en cuvettes en cuivre, dont les
» cheveux étaient verts depuis longtemps. Je lui donnai des soins
» à réitérées fois pour des affections qui n'avaient pas de rapport
» avec un empoisonnement métallique.

» Agréez, etc.   G. Dubois, D. M. P.,

» *Ancien interne des hôpitaux de Paris.* »

Enfin M. Rilliet, de Genève, nous écrivait qu'il n'avait jamais
observé d'empoisonnement cuprique, mais qu'il allait s'enquérir
près de ses confrères de ce fait; malheureusement, quatre jours
après nous apprenions sa mort.

On ne peut, il nous semble, désirer une plus grande unani-
mité d'opinion sur un point scientifique. Pour que M. Perron eût
raison, il faudrait admettre une absence complète de tact médical
chez tous les praticiens des centres horlogers : M. Perron oserait-
il élever cette prétention?

Si la question qui fait le sujet de ce travail n'intéressait pas autant notre fabrique, nous terminerions ici cette étude; mais nous
croyons, vu l'importance du point en litige, ne devoir négliger
aucun des éléments susceptibles d'éclairer le débat; nous allons
donc examiner la valeur des faits allégués par l'auteur du Mémoire sur l'absorption des molécules cuivreuses.

§ VIII.

DE L'ABSORPTION CUIVREUSE CHEZ LES HORLOGERS.

Tous les artistes, écrit (p. 6) M. Perron, sauf deux ou trois parties,
manipulent du cuivre. C'est là une grave erreur; en effet nous

pouvons citer comme faisant exception à cette règle, les fabricants de ressorts, les polisseuses d'acier et les diverses parties qui s'occupent des aiguilles (1), les faiseurs de débris, les peintres en cadrans, les émailleurs, les doreurs, les argenteurs, les perceurs de pierres et leurs diverses branches, les fabricants d'équarrissoirs, de roues de cylindres, de cylindres, de raquettes, de spirales, les régleuses. On ne peut nier que les doreurs, argenteurs, régleurs, fabricants de ressorts, pour ne citer que ces spécialités, ne reçoivent des salaires fort élevés; nous connaissons plusieurs femmes qui gagnent trois et quatre francs par jour en ne s'occupant que des débris.

Cet aperçu suffit pour démontrer combien sont inexacts les renseignements recueillis par M. Perron, qui prétend que les mauvaises parties seules n'exigent pas la manipulation du cuivre; ce sont au contraire celles qui l'exigent le plus, comme l'adoucissage des diverses pièces du mouvement. Voilà donc près d'un tiers des artistes de la fabrique qui figurent dans la statistique mortuaire de l'auteur du travail sur la phthisie des horlogers, bien qu'ils soient complétement à l'abri de l'intoxication cuivreuse; nous aurions pu encore classer parmi les horlogers qui n'absorbent pas de molécules cupriques, les adoucisseuses et les polisseuses en or, qui ne touchent pas directement le cuivre ou l'or. On aurait alors pu nous objecter que ces ouvrières ont les mains et le visage couverts de molécules métalliques provenant de leur travail; ce qui est vrai; mais en tout cas elles n'absorbent pas de poussière, puisqu'on polit l'acier avec du rouge d'Angleterre (sesquioxyde de fer) ou de la diamantine (alumine) imprégnés d'huile, le laiton avec des pierres à adoucir (ardoises, divers grès à grains fins), mélangés à l'eau ou à l'huile, l'or avec le rouge d'Angleterre humecté de kirsch ou d'eau-de-vie de marc, l'alcool ne pouvant servir à cet usage.

Nous ne parlons point de tous les ouvriers occupés à la construction des outils d'horlogerie, ces outils étant presque tous en acier.

Parmi les artistes qui travaillent le cuivre ou ses composés, beaucoup ne le touchent pas directement, mais à l'aide d'instrument;

(1) A Besançon, la fabrication des aiguilles en or ou en argent est insignifiante.

tels sont les graveurs et guillocheurs, les repasseurs, les remonteurs, qui fixent leurs pièces à un étau ou à un tour, le planteur d'échappement, qui place la barette avec une fraise, les monteurs de boîtes. En réalité, une seule partie manipule presque constamment le cuivre, c'est le finisseur; mais le nombre en diminue chaque jour, grâce au perfectionnement des machines à fabriquer les ébauches.

Pour nous rendre un compte exact de la quantité de cuivre qui pouvait être détachée des diverses pièces d'horlogerie, nous avons recherché quelles étaient les pertes absolues en poids de la matière employée. Mais avant de donner le résultat de nos recherches, nous ferons remarquer que rien n'était plus facile que ces investigations; en effet, l'horloger se place devant un établi garni de toile cirée, sur le devant duquel se trouvent des poches en cuir destinées à recevoir les particules provenant de son travail, qu'elles soient en or, en argent ou en cuivre, car tous ces déchets sont recueillis précieusement et vendus, ainsi que les cendres fournies par les balayures ou les chiffons ayant servi à l'ouvrier.

Enfin nous ferons observer que le laiton se compose de 70 p. 100 cuivre et 30 p. 100 zinc, l'argent de 1/5 cuivre, et l'or de 1/6 cuivre, 1/10 d'argent étant substitué au cuivre dans l'alliage pour rendre l'or plus blanc.

Voici le résultat moyen de nos pesages :

Parties de l'horlogerie.		Déchet total.	Déchet retrouvé dans les cendres.	Déchet réel.	Cuivre contenu dans le déchet réel.
		grammes.	grammes.	grammes.	grammes.
Monteurs de boîtes	or,	13,00	12,85	0,15	0,025
Id.	argent,	33,00	32,10	0,90	0,18
Guillocheurs	or,	3,80	3,73	0,07	0,0116
Id.	argent,	3,80	3,73	0,07	0,014
Polisseurs de cuvettes	or,	1,50	1,43	0,07	0,0116
Id.	argent,	1,50	1,43	0,07	0,014
Polisseurs de boîtes	or,	2,00	1,80	0,2	0,0333
Id.	argent,	2,00	1,80	0,2	0,04
Graveurs	or,	2,90	2,85	0,05	0,0083
Id.	argent,	2,90	2,85	0,05	0,04

Parties de l'horlogerie.	Déchet total.	Déchet retrouvé dans les cendres.	Déchet réel.	Cuivre contenu dans le déchet réel.
	grammes.	grammes.	grammes.	grammes.
Finisseurs de boîtes or,	2,00	1,80	0,2	0,0333
Id. argent,	2,00	1,80	0,2	0,04
Faiseurs de secrets or,	1,00	0,85	0,15	0,025
Id. argent,	1,00	0,80	0,2	0,04
Finisseurs d'ébauches,	1,50	1,4	0,1	0,07
Rhabilleurs,	0,20	0,18	0,02	0,014
Remonteurs,	0,30	0,27	0,03	0,021
Polisseurs de roues,	0,15	0,13	0,02	0,014
Adoucisseurs,	0,4	0,37	0,03	0,021
Arrondisseurs,	0,02	0,018	0,002	0,0014
Tourneurs de cuvettes cuivre,	3,00	2,85	0,15	0,105

Nous voyons par ces chiffres que les travaux d'horlogerie produisent des quantités insignifiantes de déchets, que les parties où ces déchets s'élèvent à quelques centigrammes de cuivre sont précisément celles où les artistes ne font pour ainsi dire point de limaille, mais seulement des bavures et des copeaux; tels sont le montage des boîtes, le tournage des cuvettes, le guillochage, la gravure; que, par suite, les horlogers ne peuvent absorber le cuivre sous cette forme.

La limaille qui ne se retrouve pas est, du reste, en majeure partie retenue par la peau, les cheveux, les mains et surtout les vêtements et les chaussures; les planchers en conservent également; on en rencontre encore dans les balayures; enfin les cendres résultant de la combustion des chiffons qui ont servi au travail ne rendent jamais complétement tout le métal qu'elles contiennent. Si on fait la part de toutes ces causes de perte, il devient évident que les artistes ne peuvent absorber que des doses infinitésimales de cuivre, dont l'oxydation est rendue beaucoup plus difficile par suite de son alliage au zinc, à l'argent et à l'or. Nous trouvons encore une preuve de cette innocuité dans la santé des enfants, qui peuvent impunément non-seulement respirer l'air des ateliers, mais qui jouent et se salissent les mains près des établis et qui n'offrent cependant aucun signe d'intoxication pour avoir porté à leur bouche leurs mains ainsi couvertes de poussière cuprique.

Veut-on se convaincre du peu de poussière cuivreuse qui règne dans l'atmosphère des ateliers, il suffit d'y entrer : on n'en trouve sur aucun meuble, on n'aperçoit aucun de ces points brillants qui révèlent la présence d'une molécule métallique; on rencontre tout au plus quelques bavures sur les planches, et encore près de l'établi seulement.

Quant à la température de serre chaude, dont on exagère beaucoup les dangers, lorsque les horlogers le voudront, ils pourront la faire cesser. Du reste, dans tous les ateliers bien tenus, il existe des vasistas disposés de telle sorte que les ouvriers ne subissent aucun courant d'air. La palette de M. Perron était évidemment chargée de noir lorsqu'il fixait à 60 p. 100 la moyenne de phthisiques rencontrés dans cette classe. Comment croire, avec ce médecin, que les mineurs de Cornouailles, qui, le plus souvent, naissent, vivent et meurent sans voir le jour, soient dans de meilleures conditions hygiéniques que les artistes? Comment admettre que l'ascétisme des Annonciades et des Ursulines soit moins préjudiciable à la santé que les doses infinitésimales de cuivre inspirées par les horlogers? M. Perron oubliait alors qu'on pouvait lire dans son Mémoire : « Les artistes » à Besançon travaillent soit isolément à domicile, soit en nombre » indéterminé dans un atelier; *mais ils n'y sont jamais nombreux,* » *deux ou trois, quatre, dix au plus, et l'on peut affirmer qu'ils* » *échappent généralement aux conditions créées par l'encombrement.*

» Les locaux sont plus ou moins vastes et *toujours parfaitement* » *éclairés* en raison du besoin qu'a l'artiste du grand jour pour » son travail..... L'ouvrier travaille en famille ou dans un atelier » et à ses pièces; il n'est donc pas nécessairement cloué à l'établi; » il peut suspendre son travail quand il lui plaît et aussi souvent » qu'il lui plaît, et en tempérer la monotonie par des distractions » variées (p. 23). Il est rare que l'horloger ne sacrifie pas plu- » sieurs jours de la semaine à neutraliser les effets de son » travail sédentaire (page 24). — Enfin (p. 26)... personne, à Be- » sançon, n'accusera les privations de rendre les horlogers tuber- » culeux. »

Il faut ajouter que plus d'un sixième des artistes habite la banlieue, au milieu des champs et des jardins, conditions excel-

lentes pour la santé. Nous savons bien que M. Perron prétend que c'est surtout pendant l'apprentissage que l'intoxication se manifeste et « qu'après un travail d'une huitaine de jours, ils (les ap-
» prentis) sentent leurs jambes s'engourdir, qu'ils éprouvent l'irré-
» sistible besoin de marcher et de courir (p. 32). » Nous avons connu bien des pensionnaires qui éprouvaient les mêmes symptômes en revenant de vacances.

C'est encore M. Perron qui nous apprend que ces *ouvriers au teint blême, au regard morne, que ces femmes pâles et décolorées*, font cependant « usage d'une alimentation réparatrice, excitante et
» tonique. Estimons-les heureux de pouvoir, grâce au gain élevé
» de leurs salaires, vivre avec luxe et dans l'aisance, car cette ai-
» sance est pour eux une condition de bonne santé. » Et cependant, malgré tant de conditions hygiéniques avantageuses, M. Perron conclut qu'il y a au moins 60 p. 100 de phthisiques parmi ces artistes par suite de l'absorption de doses infinitésimales de molécules cupriques qui finissent par colorer en vert leurs cheveux. C'est ce que nous allons examiner.

§ IX.

DES PRÉTENDUES COLORATIONS VERTES OBSERVÉES CHEZ LES HORLOGERS.

Si lorsqu'il s'agit de grands établissements comme des fonderies, des capsuleries, l'intoxication cuprique est un fait fort hypothétique, pour ne pas dire un rêve, il semblerait *à fortiori* qu'on ne puisse soutenir sérieusement que les horlogers deviennent tuberculeux, parce qu'ils respirent du cuivre à doses homéopathiques.

Cependant, si nous en croyons M. Perron, les faits seraient en opposition avec la doctrine que nous soutenons. On verrait en effet, suivant cet auteur, « des chemises d'horlogers devenues vertes au
» bout d'un certain temps; les lavandières de Besançon sont au
» courant de cette particularité (p. 29). » Propos de laveuses, qui ne résistent pas à l'épreuve suivante. Nous nous sommes fait montrer

par des lavandières, du linge qu'elles regardaient comme vert, sans doute parce qu'il appartenait à des artistes. Nous l'avons mélangé à d'autre, puis nous avons pris au hasard dans la masse diverses hardes que nous leur avons présentées en cachant la marque; elles ont alors reconnu comme linge d'horlogers des objets venant d'employés d'administration, et réciproquement, sans jamais donner de réponses satisfaisantes ; ce qui prouve combien leurs prétentions étaient peu fondées. Nous nous sommes alors procuré du linge d'horlogers, notamment de tourneur de cuvettes en cuivre, et nous n'avons pas trouvé la coloration verte que nous recherchions, mais il existait seulement, dans quelques cas rares, sous les bras et derrière le dos, une légère teinte jaune verdâtre, que les réactifs chimiques nous ont montrée être tout à fait étrangère au cuivre. Du reste, nous avions pressenti ce résultat à la seule inspection des taches. Comment en aurait-il été autrement, les artistes se servant presque tous, pour le travail, de demi-blouses en toile ou en coton, à carreaux bleus et blancs, sur lesquels la coloration verte se remarquerait difficilement, et chez les rares ouvriers qui n'usent pas de ce vêtement, c'était précisément au dos et sous les bras que les taches suspectes existaient, le devant ne participant pas à la coloration. On nous objectera peut-être que sous l'aisselle, la sueur peut réagir sur le métal ; c'est vrai, mais le dos d'une chemise est moins exposé que la partie antérieure à se couvrir de particules métalliques. L'établi est d'ailleurs souvent en contact avec le devant de la chemise, qui devrait être par conséquent plus souvent teint en vert que tout autre point.

Que dans les grands ateliers où l'air est chargé de molécules cuivreuses, comme chez les bronziers, le col des chemises devienne vert par le contact des sueurs, ainsi que l'ont noté MM. Chevalier et Bois de Loury, nous ne le contestons pas; mais chez les horlogers le cas est tout autre; chez les premiers la figure est toute maculée de poussière; l'épiderme des mains, ainsi que l'a constaté M. Tardieu, contient des particules de cuivre, longtemps après la cessation du travail. Chez les derniers rien de cela n'existe, et au sortir de l'atelier, ils ne portent sur leur figure aucune trace de poussière ni de molécules métalliques; la barbe et les cheveux seuls en conservent quelques traces. Nous ferons remarquer qu'à la Butte, banlieue de Besançon, il existe une fonderie de fonte de seconde fusion; là les ouvriers ont leur linge coloré en vert, parce que le moulage se fait avec du grès vert à grains très fins. La coloration verte du linge des bronziers tient-elle à l'usage de ce grès, c'est un point que nous n'avons pu vérifier.

Tout médecin sait que les sécrétions muqueuses et le pus de *bonne nature* laissent sur le linge des taches verdâtres où le cuivre ne joue aucun rôle. Jamais, en effet, il n'est venu à l'idée d'un praticien que les sécrétions résultant d'une gonorrhée ou d'un coryza dussent leur coloration à une intoxication cuprique.

Le cuivre, en médecine, est classé parmi les altérants; nous ne nous expliquons donc pas pourquoi M. Perron prétend que ce métal rend les *sueurs grasses et onctueuses.*

C'est encore le même médecin qui écrit (p. 11) : « Les vomisse-» ments verts que les auteurs indiquent comme propres aux empoi-» sonnements par le cuivre et que nous signalons ici, se rencon-» trent très fréquemment chez les horlogers très malades; ils n'ont » pas échappé à l'observation des gardes-malades, qui les appel-» lent *des vomissements de vert-de-gris.* »

Nous nous sommes assuré par l'analyse chimique que ces prétendus vomissements de vert-de-gris ne contenaient aucune trace de cuivre, et que c'était là une de ces explications ridicules dont se contente trop souvent le public, pour avoir le plaisir de reprocher ensuite au médecin d'avoir perdu des malades faute de reconnaître une affection que de simples bonnes femmes auraient guérie.

Ce n'est pas tout d'admettre la présence du cuivre dans l'estomac, il faut encore établir par quelle voie il y est arrivé, surtout en assez grande quantité pour colorer les liquides rendus; car il ne suffit pas en physiologie d'entasser des faits, il faut encore à l'aide du raisonnement savoir les interpréter et traduire exactement leur signification.

Si on réfléchit que la majeure partie des poussières toxiques ou autres se trouvent retenues dans les fosses nasales et la bouche, on conçoit que les mouvements de déglutition puissent en entraîner

4

jusque sur la muqueuse gastrique, et qu'elles soient absorbées, si le corps qui les fournit est soluble. Ce n'est pas le cas pour les molécules cupriques.

En admettant que quelques particules de cuivre suivent cette voie, comment se fait-il qu'elles restent dans l'estomac et s'accumulent en assez grande quantité pour colorer les vomissements, que le cuivre se transforme en acétate, qu'il se dissolve entièrement, car les gardes-malades ne parlent pas d'un dépôt de vert-de-gris, mais d'une coloration verte qui nécessite une dissolution?

Mais si le vert-de-gris est retenu en si grande quantité par la muqueuse gastrique, comment se fait-il qu'aucun auteur, pas même M. Perron, n'ait constaté sa présence dans les fèces des ouvriers en cuivre et notamment des horlogers?

M. Perron, il est vrai, ne parle pas de ce mode d'introduction de ce métal dans l'organisme. Selon cet auteur, « tous (les artistes) » manipulent sans cesse un métal or et cuivre dont les particules » sont absorbées *soit par les poumons, soit par la peau* (p. 6); » il veut « ébranler la foi robuste de certains confrères dans » l'innocuité des *inspirations métalliques* (p. 6). » Sans doute, les poussières peuvent pénétrer, *à la rigueur,* dans les bronches; mais cette pénétration n'est ni fréquente ni facile, et pour qu'elle ait lieu, il faut un ensemble de circonstances favorables, que la respiration se fasse par la bouche, et surtout une dilatation suffisante de cette cavité; il faut que les molécules soient très ténues et légères pour que le courant inspirateur les entraîne. On conçoit qu'il puisse en être ainsi pour la poussière provenant du charbon, de la farine, de l'amidon, de matières végétales, etc., mais le cuivre est lourd et peu volatile.

Le fait de l'introduction dans les bronches de particules cupriques une fois admis, il faut encore que ces dernières parviennent jusqu'aux vésicules pulmonaires, foyer de l'hématose. Si l'on admet cette hypothèse, comment en leur présence s'opérerait alors à travers les vésicules, qui ont de 5 à 10 millièmes de ligne d'épaisseur, l'échange gazeux qui doit transformer le sang veineux en sang artériel?

Heureusement que le Créateur, d'une sublime prévoyance dans

tous ses actes, n'a pas laissé sans défense un des organes les plus
essentiels à la vie, et qu'il n'a pas permis la possibilité d'une pareille
introduction. Dans ce but, « chez l'homme et chez les animaux
» supérieurs, la membrane muqueuse des bronches est recouverte
» d'un épithélium spécial, à cils vibratiles doués de mouvements
» dirigés toujours dans le même sens, et ayant constamment
» pour effet de pousser les substances ténues qui s'engagent dans
» les voies respiratoires, de l'intérieur vers l'extérieur. (M. Cl. Ber-
» nard, p. 62, *Leçons sur les effets des substances toxiques et médica-*
» *menteuses.*) » Ce n'est, on le voit, que lorsque l'appareil circulatoire est déjà malade et qu'il ne remplit plus ses fonctions pro-
tectrices, que l'introduction de corpuscules étrangers devient possible.

Mais lors même que nous concéderions la possibilité de cette introduction du cuivre jusqu'au sein des vésicules pulmonaires, il
faudrait encore, pour que le métal pût se retrouver dans l'estomac,
ainsi que le prétend M. Perron, que le cuivre se transformât dans
les poumons en un sel soluble, qui lui permît de passer dans
le torrent circulatoire, et que l'estomac jouât le rôle d'organe
d'élimination, rôle qu'on ne lui connaissait pas jusqu'à ce jour ;
que, parvenu au foyer de la digestion, le cuivre (à l'état de carbonate sans doute, les poumons ne renfermant que de l'acide carbonique), se transformât de nouveau en acétate ; il faudrait enfin que
ce sel ne provoquât des nausées qu'après avoir été accumulé en
assez grande quantité pour colorer les vomissements. Cette thèse
n'est pas plus soutenable en physiologie qu'en chimie ; le carbonate, étant insoluble (Orfila), ne peut entrer dans la circulation.
Aussi, jusqu'à ce qu'on ait prouvé la fausseté de ces arguments,
nous prétendrons que le cuivre inspiré doit se retrouver dans les
poumons sans pouvoir disparaître par l'absorption.

Ce métal se rencontrerait-il dans ces organes? M. Perron aurait
pu s'en assurer à l'hôpital, où l'on fait chaque année un certain
nombre d'autopsies d'horlogers. Si cet auteur garde le silence sur
ce point, c'est que sans doute jusqu'à ce jour aucune autopsie n'a
décelé de cuivre, non-seulement dans les poumons d'horlogers,
mais encore dans ceux des ouvriers en cuivre; cela résulte, en effet,

de la lecture des auteurs. « M. Rilliet a fait la nécropsie d'un mou-
» leur en cuivre, dont la matière noire pulmonaire, soumise
» à l'analyse par M. Lecanu, a été trouvée identique avec le char-
» bon. M. Tardieu a ouvert en 1856 le cadavre d'un mouleur en
» cuivre, mort dans le service de M. Pidoux, à l'hôpital de La-
» riboisière : poumons marbrés de taches noires, denses, résistant,
» présentant à la coupe des noyaux de matière noire, sèche, gra-
» nuleuse, amorphe, non enkystée, déposée dans l'épaisseur du
» parenchyme, sain ou induré au pourtour de ces noyaux. Au
» microscope, on constate que les derniers ramuscules bronchi-
» ques sont atteints par ce dépôt ; les masses noires, écrasées, tachent
» de leur détritus les doigts, le linge, le papier. Les analyses
» de MM. Grassi, O'Henry, Leconte et Chevreul, démontrent que
» cette matière n'est autre que du charbon. (Michel Lévy, t. II,
» p. 89, *Hygiène*.) » M. le professeur Bouillaud a fait l'autopsie
d'un fondeur en cuivre ; les poumons contenaient des concrétions
noires de charbon. (*Union médicale*, p. 271, année 1861, n° 17.
7 février.)

Enfin, M. Michel Lévy (p. 897) rapporte que sur 2,000 mouleurs en cuivre on n'a signalé jusqu'ici que deux cas de tubercules.

Les vomissements vérts sont connus depuis des siècles en médecine sous le nom de poracés (vert-de-gris des gardes-malades); ils
sont généralement le symptôme d'une affection cérébrale ou d'une
péritonite, sans que le cuivre ait jamais été invoqué comme cause
de ces affections; ils arrivent encore souvent après l'administration
du mercure doux ou calomel, mais alors on observe presque toujours concomitamment des selles de même couleur.

Les horlogers sont, comme d'autres, exposés aux turbercules et
par suite à la péritonite tuberculeuse; rien d'étonnant dès lors
qu'on observe chez eux des vomissements poracés, surtout sachant
qu'un des traitements de cette affection consiste dans l'emploi du
calomel.

Nos confrères seront sans doute fort surpris que nous nous
soyons donné la peine de prouver que les poumons ne communi-
quent pas directement avec l'estomac et que les vomissements po-

racés ne contiennent pas de vert-de-gris; nous les prions donc de vouloir bien se rappeler que ces pages seront lues par des horlogers, et que notre silence sur les vomissements verts, fait aussi probant en apparence que futile en réalité, aurait pu sinon les convaincre de la possibilité de l'intoxication cuprique, du moins laisser subsister dans leur esprit des doutes fort graves sur cette possibilité.

Reste à examiner la question de coloration verte des ongles, des os et des cheveux, et la présence du cuivre dans les urines des artistes.

1° Des dents vertes :

« Disons en finissant *qu'à défaut de l'analyse chimique* et de » symptômes exceptionnels, on peut à la simple inspection des » dents reconnaître que l'ouvrier manipule du cuivre. » (M. Perron, p. 35.)

C'est, on le voit, résoudre la question par la question, ce qui ne constitue rien moins qu'une preuve scientifique. Aucun ouvrage sur l'art dentaire ne signale cette coloration verte du collet de la dent, mais il est un proverbe qui dit que les dents vertes sont les plus dures; nous ne savons ce qu'il en est, seulement nous rappellerons que tous les auteurs regardent les dents dont l'émail est blanc bleuâtre comme les plus mauvaises, et comme bonnes celles qui sont jaunâtres. Quoi qu'il en soit, nous avons rencontré des dents vertes dans toutes les professions, et, chose singulière, aucune des personnes à cheveux verts dont nous parlerons n'avait des dents de cette couleur. Nous connaissons un confrère de Besançon qui possède des dents excellentes, mais d'un vert très prononcé ; inutile de dire que ce médecin n'a jamais manipulé de cuivre.

2° Des os :

En parlant de la coloration verte des os des ouvriers de Durfort, MM. Martin-Solon et Chevalier s'expriment ainsi (rapport déjà cité) : « Les faits rapportés par M. Millon sont loin de démontrer, » conformément à l'opinion de notre laborieux confrère, que le » cuivre trouvé dans ceux qu'il nous a envoyés y ait pénétré pen- » dant la vie; on serait d'autant plus disposé à rejeter cette opi-

» nion, que l'analyse d'un crâne trouvé en dehors du cimetière
» n'offre aucune trace de cuivre. »

Nous partageons complétement cette manière de voir. Sans nous
prévaloir de l'opinion de M. Deschamps, d'Avallon, qui croit avoir
découvert que le cuivre se trouve physiologiquement dans le sang,
nous pensons qu'on peut expliquer tout naturellement la présence
du cuivre dans les os des ouvriers qui travaillent ce métal. Dans
le Mémoire déjà cité, de MM. Chevalier et Bois de Loury, nous lisons,
à la page 40, que les mouleurs employés chez les bronziers « ont
» la peau tellement empreinte de poussières qu'après s'être lavés
» à plusieurs reprises, il est encore facile de deviner la profession
» de ces ouvriers. » Nous savons déjà que M. Tardieu a trouvé du cuivre dans l'épiderme des mains d'un tourneur de cuivre, etc. Si nous
ajoutons, d'après MM. Chevalier et Martin-Solon, qu'à Durfort,
seul pays où l'on trouve des os verts, « la terre contenait assez
» de cuivre pour que l'on pût en séparer quelques parcelles
» d'oxyde avec la main, » on comprendra facilement qu'on rencontre du deutocarbonate dans les os dépouillés des parties char-
nues, les filtrations pluviales suffisant pour entraîner dans les
cavités des os des particules de sel cuivreux contenu dans le sol,
et s'il en est ainsi, la coloration verte des os de Durfort n'a plus
rien d'extraordinaire.

La présence de médailles et de chapelets montés en cuivre
donnerait au besoin la raison d'un pareil phénomène; du reste, le
fait suivant confirme pleinement cette hypothèse.

En 1856, une commission composée de MM. E. Delacroix, professeur à l'école de médecine de Besançon, Gouillaud, docteur ès-
sciences, Loir, professeur de chimie à la faculté des sciences de
Besançon, fut nommée à l'effet *de rechercher si les parties des résidus cadavériques des trois enfants X., morts en 1855, résidus con-
servés par les premiers experts, mais non soumis à l'analyse chimique, n'offriraient pas, surtout le deliquium noirâtre, quelque trace
d'acide arsénieux.*

Les experts ayant trouvé dans l'un des cadavres, le seul qui pût
fournir une preuve convaincante, des grains de chapelet dont la
monture en fer contenait de l'arsenic, *crurent devoir ne pas se pro-*

noncer et se contenter de citer le fait sans en tirer de conséquence.
(Thèse pour le titre de pharmacien de première classe. Paris,
1857, Belin, De la présence de l'arsenic dans divers échantillons
de fil de fer du commerce.)

3° De l'urine :

M. Perron, bien qu'il n'ait pas fait d'analyse, et que (p. 16) il ait cité
les expériences de M. Toussaint qui prouvent que le cuivre ne se retrouve pas dans les urines, pense néanmoins que l'urine des ouvriers
en cuivre est chargée de ce métal ; il appuie sa thèse sur le passage
suivant (p. 563 du rapport de MM. Martin-Solon et Chevalier): « Il
» nous paraît démontré que l'urine des ouvriers en cuivre et de mala-
» des atteints de coliques cuivreuses contient des sels de ce métal...
» Enfin, M. Chevalier a fait placer une plaque de tôle décapée
» dans une baraque destinée à recevoir l'urine d'une grande fa-
» brique où l'on travaille le cuivre. (Le Mémoire de MM. Bois de
» Loury et Chevalier nous apprend que cette fabrique est celle de
» Durfort.) Après deux mois de séjour, cette plaque était, dit le
» même Mémoire (p. 653), recouverte de *minimes* quantités de
» cuivre... Nous avons recommencé le même essai sur les ouvriers
» de MM. Eck et Durand ; ces ouvriers n'avaient pas, comme ceux
» de Durfort, les cheveux teints en vert, ni aucune coloration de
» la peau. Le godet en tôle a reçu pendant six semaines l'urine
» de ces ouvriers. Au bout de ce temps , la plaque était
» encrassée de sels déposés par l'urine. *Le fer ne s'était pas*
» *chargé de cuivre, et les réactifs n'ont pu déceler la présence de ce*
» *métal.* »

Nous avons de notre côté recueilli de l'urine de meuniers, de
charbonniers et de forgerons, qui contenait, la première de la fécule, la seconde du charbon, la dernière du fer ; ces trois corps ne
provenaient pas évidemment des urines, mais de la poussière détachée des vêtements de ces ouvriers dans les mouvements nécessités
par la miction.

Enfin nous avons analysé, avec M. Bourgeau, pharmacien de
première classe de l'école de Paris, l'urine d'un sieur X., horloger
ayant les cheveux verts. Voici notre mode d'opérer : Nous avons
plongé une lame de fer, préalablement décapée, dans l'urine

de X..., filtrée et décolorée par l'acétate de plomb. Après plusieurs heures de séjour, la lame ne s'est recouverte d'aucun dépôt caractéristique; cette lame, plongée dans une solution de chlorhydrate d'ammoniaque et chauffée à la flamme d'une lampe à alcool, n'a pas coloré en vert cette flamme.

Nous avons alors soumis 80 grammes de l'urine de X... à la calcination, nous avons étendu d'eau le résidu et filtré; la liqueur soumise à l'épreuve précédente a donné un résultat négatif; quelques gouttes d'ammoniaque n'ont donné aucun précipité; il en a été de même avec le sulfhydrate d'ammoniaque et l'acide sulfhydrique, la potasse, le carbonate de potasse et celui de soude; cette urine ne contenait donc pas de cuivre.

Ce résultat négatif concordait avec le fait établi par M. Toussaint, à savoir : que l'on ne pouvait déceler dans l'urine la présence de sels de cuivre pris par les malades (voir p. 33.) M. Chevalier lui-même était arrivé au même résultat, à Paris; il n'a trouvé de cuivre que sur la plaque de fer placée à Durfort, ou sur le résidu carbonisé envoyé de cette fabrique.

On ne peut expliquer qu'à Durfort seul l'urine des ouvriers contienne du cuivre, surtout après les expériences de M. Toussaint, à moins qu'on n'admette que ce métal se soit détaché des vêtements pendant la miction; et cette explication est vraisemblablement la seule exacte.

4° Des cheveux et des ongles.

A. Des ongles :

M. Perron signale comme un des symptômes de l'intoxication cuprique, la coloration des ongles des mains chez les horlogers : c'est là un fait d'imbibition. La meilleure preuve qu'on ne peut l'attribuer à l'absorption cuivreuse, c'est que les artistes, pas plus que les bronziers et les chaudronniers, n'ont les ongles des pieds colorés en vert, ce qui devrait être si le phénomène signalé était le résultat d'un empoisonnement.

B. Des cheveux verts :

Le cuivré absorbé verdit-il les cheveux blancs (pourquoi les blancs plutôt que les autres?), ainsi que le prétend M. Perron (p. 29)? Nous ne le pensons pas : après de nombreuses recherches, nous.

n'avons trouvé que deux auteurs qui aient tenté d'éclairer la question par des analyses.

1° M. Chevalier, en 1847, a rencontré du cuivre dans des cheveux provenant d'un ouvrier de Durfort; mais il croit « qu'ils » pouvaient en être directement imprégnés (rapport de MM. Martin-Solon et Chevalier, déjà cité, p. 563). » Cependant il n'a pu en découvrir dans les cheveux des chaudronniers de Villedieu-les-Poêles, ainsi que l'affirme à tort M. Perron. Il ne faut pas oublier qu'on ne trouve *qu'à Durfort* des cheveux, des urines et des os chargés de cuivre.

2° M. Chevalier fils analysa des cheveux verts provenant d'un tourneur de cuivre ; il les traita successivement par l'eau, l'alcool et l'éther, puis par l'acide acétique étendu, et enfin, par l'acide nitrique étendu, « qui leur enleva tout le cuivre et le fer qu'ils » contenaient; calcinés ensuite, dit cet auteur, ils *fournissaient des* » *cendres dans lesquelles nous n'avons pas constaté la présence du* » *cuivre.* »

« Des cheveux qui étaient restés en contact avec l'éther pendant un » an, ont été examinés à l'aide du microscope; on vit que ces che- » veux étaient teints en vert par le cuivre qui les avait pénétrés. » (P. 8, *Journal de chimie médicale*, 1850, t. VI, série III.)

Ces expériences ne concordant pas, nous avons cru devoir en tenter de nouvelles, aidé des conseils bienveillants de M. A. Loir, professeur de chimie à la faculté de Besançon. Nous avons d'abord essayé de teindre en vert des cheveux avec des préparations cupriques. Nous avons donc pris des cheveux de douze nuances différentes : roux, roux ardent, roux carotte, roux mordoré, blancs, noirs, noirs et crépus, blonds, blond cendré, blond clair, châtain clair, châtain foncé. Nous avons eu soin de prendre un échantillon de ces diverses nuances de cheveux enveloppés de leur enduit graisseux, et un autre, dépourvus de cette enveloppe. Puis, ayant fait huit paquets de chaque espèce de ces cheveux, nous les avons renfermés pendant 48 heures à la température de + 3° centigrades, dans :

1° Une masse de limaille de cuivre rouge.

2° Une masse de limaille de laiton.

3° Une pâte d'acétate de cuivre.

4° Une pâte de vert de Brunswick (oxychlorure de cuivre).

5° Une pâte de cendres bleues (carbonate sesquibasique hydraté de cuivre).

6° Une pâte de lactate de cuivre.

7° Une pâte de bichlorure de cuivre.

8° Une pâte de carbonate de cuivre.

Après 48 heures, les cheveux renfermés dans de la limaille n'avaient subi aucun changement de coloration; il en était de même des autres échantillons lavés dans un bain de bicarbonate de soude à la température de + 42° centigrades. Nous avons alors soumis de nouveaux échantillons des mêmes cheveux pendant une demi-heure à la température de 37° centigrades,

Au contact :

1° De la limaille de cuivre rouge.

2° De la limaille de laiton.

3° D'une solution concentrée d'acétate de cuivre.

4° D'une solution concentrée de vert de Brunswick.

5° D'une solution concentrée de cendres bleues.

6° D'une solution concentrée de lactate de cuivre.

7° D'une solution concentrée de bichlorure de cuivre.

8° D'une solution concentrée de carbonate de cuivre.

Après avoir laissé ces cheveux sécher pendant 24 heures, nous les avons lavés comme précédemment, et le résultat a été le même, c'est-à-dire négatif.

Ces expériences nous paraissent démontrer que les cheveux ne sont pas susceptibles d'être teints par des préparations cupriques, qu'ils soient ou non dégraissés.

Il est encore manifeste que jamais les ouvriers en cuivre et les horlogers en particulier ne voient leurs cheveux soumis à un contact aussi prolongé avec des préparations cuivreuses et surtout avec des solutions cupriques concentrées, et que notamment, s'il peut se former, par l'action de la sueur et de l'air, du lactate, du carbonate ou de l'acétate de cuivre, ce n'est jamais qu'à dose infiniment moins grande que celles que nous avons employées ; que dès lors on ne peut prétendre que le cuivre colore les cheveux des artistes. Nous

n'avons pas cru devoir rechercher le cuivre dans le corps des cheveux soumis à ces préparations, car évidemment, par suite de l'imbibition due à la capillarité, ils devaient en contenir. Ces expériences terminées, M. Loir ayant été appelé à la faculté de Lyon,
M. Bourgeau, pharmacien de première classe de l'école de Paris,
a bien voulu nous prêter son concours pour les analyses qui nous
restaient à faire.

Nous avons pris deux grammes de cheveux verts provenant d'un
tourneur de cuvettes en cuivre, nous les avons traités par l'alcool
bouillant, et nous avons obtenu un liquide légèrement verdâtre;
nous l'avons évaporé jusqu'à siccité. Le résidu abandonné à l'action
de l'air s'est humidifié, sans doute par suite des chlorures alcalins
qu'il contenait. Nous avons dissous le résidu dans de l'eau distillée
aiguisée d'acide azotique; nous avons plongé dans cette solution une
lame de fer décapée qui ne s'est pas recouverte de traces sensibles
de cuivre; nous avons alors plongé cette lame dans une solution
de chlorhydrate d'ammoniaque et nous l'avons présentée à la flamme
d'une lampe à alcool, qui a pris une coloration verte caractéristique. Quelques gouttes de chromate de potasse versées dans la solution provenant du résidu graisseux, ont donné un beau précipité
jaune brun, le sulfhydrate d'ammoniaque un précipité noir, le cya-
noferrure de potassium un précipité marron. De ces expériences il
résulte manifestement que l'enveloppe graisseuse de ces cheveux
ne contenait que des traces de cuivre, les précipités étant très peu
abondants.

Nous avons alors repris les cheveux par le carbonate de soude,
nous les avons ensuite lavés à grande eau, puis carbonisés; nous
avons étendu ces cendres avec de l'eau distillée; ce qui nous a donné
une première solution. En ayant ensuite pris une partie, nous y
avons versé quelques gouttes d'acide nitrique et, après avoir filtré,
nous avons essayé ces deux solutions par les réactifs précédents, qui
n'ont donné que des résultats négatifs. Donc le tissu propre des
cheveux ne contenait pas de cuivre.

Enfin nous avons placé des cheveux de douze nuances différentes, les uns dégraissés, les autres qui ne l'étaient pas, dans de
la limaille de cuivre et dans de la limaille de laiton, pendant un

mois, à la température de + 33° centigr. Puis, les ayant soumis aux mêmes analyses que précédemment, nous n'avons encore trouvé que des traces de cuivre dans l'enveloppe graisseuse, et rien dans les cheveux mêmes.

Ces expériences sont complétement d'accord avec celles de M. Chevalier, membre de l'Académie, qui ne croit pas que les cheveux absorbent de cuivre. (Ce chimiste avait du reste opéré sur le résidu charbonneux réuni des cheveux et de leur enveloppe graisseuse.) Elles ne diffèrent de celles de M. Chevalier fils, qu'en ce que ce dernier, bien qu'il n'ait pas trouvé de cuivre dans les cendres des cheveux, croit pouvoir affirmer cependant qu'ils en contenaient, parce qu'au microscope ils avaient offert une coloration verte qu'il attribue au cuivre.

Nous ferons d'abord remarquer que le microscope ne peut déceler la nature du corps qui colore un cheveu, car si l'on teint des cheveux en vert avec une matière colorante quelconque, on ne trouvera sous le champ du microscope aucune différence avec ces cheveux et ceux colorés en vert soi-disant par le cuivre. D'un autre côté, il est probable que si M. Chevalier fils avait fait bouillir dans une dissolution de soude les cheveux qu'il a examinés au microscope, ils auraient perdu cette coloration et par suite leur cuivre. Nous en trouvons la preuve dans le passage suivant, extrait de l'observation de cet auteur : « Des cheveux du même ouvrier sont » restés, dit-il, plus d'un an dans l'éther sans perdre entièrement » leur couleur verte, quoique l'éther eût été renouvelé plusieurs » fois pendant ce laps de temps. » Les cheveux que nous avons examinés n'ont en effet complétement perdu leur coloration que dans un bain de soude.

Nous avons, avec le concours de M. Truchot, préparateur de la faculté des sciences de Besançon, examiné des cheveux verts à l'aide d'un microscope d'un grossissement de deux cents diamètres; ils nous ont paru vert chlore et semblables à un bâton noueux parsemé çà et là de points brillants, qui n'étaient pas évidemment des particules métalliques, mais des molécules graisseuses. Ces cheveux, dégraissés avec une solution de bicarbonate de soude, n'ont plus sous le champ du microscope présenté de coloration verte ni de nodosité; tout point brillant avait également disparu.

La coloration verte des cheveux est-elle le résultat de la manipulation du cuivre ou de toute autre cause? c'est là une question qu'aucun auteur ne semble s'être posée et que nous allons essayer de résoudre.

Lorsque nous nous sommes adressé à des horlogers pour connaître des ouvriers à cheveux verts, ils nous ont d'abord désigné, les uns un vieux maréchal que les enfants du quartier appelaient la Perruque verte, d'autres un ancien tapissier, grand chasseur de son temps. Nous avons nous-même reconnu cette teinte chez deux hauts fonctionnaires de l'Université, chez un cultivateur âgé de 74 ans qui n'avait jamais tenu que la queue de la charrue, chez un riche propriétaire, enfin chez un vieil ébéniste. Ce n'est qu'avec beaucoup de peine que nous avons trouvé trois artistes ayant les cheveux verts; l'un d'eux cependant avait reçu autrefois le sobriquet de Poireau, mais depuis longtemps il était redevenu blanc tout en conservant sa profession.

Après cette enquête, il nous a paru évident que cette coloration verte ne pouvait pas être le résultat de la manipulation du cuivre, puisqu'on l'observait dans toutes les classes de la société.

Nous avions été frappé surtout de ne rencontrer avec des cheveux verts qu'un membre d'une famille composée de trois frères, bien que tous les trois eussent la même profession et la même teinte de cheveux. Nous nous sommes demandé pourquoi un mari et une femme travaillant au même établi, le mari seul offrait la nuance verte, les cheveux des deux époux ayant en apparence la même teinte.

Nous ne nous expliquons pas comment un ouvrier voit ses cheveux passer du noir au vert et du vert au blanc, tout en conservant son état, si cet état est la cause de la coloration verte de ses cheveux. Nous avons également trouvé extraordinaire que l'intoxication cuivreuse se manifestât par un phénomène aussi caractéristique que la coloration verte seulement à un âge avancé, c'est-à-dire à une époque où la constitution de l'artiste devait s'être habituée depuis longtemps aux prétendus dangers de l'absorption cuprique. Pourquoi, nous sommes-nous demandé, les cheveux châtain foncé offrent-ils seuls cette particularité? (Nous ne prétendons pas cependant qu'on ne puisse rencontrer une coloration verte avec toute nuance de cheveux, mais nous ne l'avons pas observée.)

Tous ces faits nous ont porté à penser que les cheveux réputés verts ne le sont pas en réalité, que cette coloration n'est qu'un jeu de lumière résultant d'un mélange de cheveux noirs et blancs dans une proportion que nous n'avons pu déterminer. Nous avons cru observer que cet effet d'optique n'était pas possible avec toutes les nuances de cheveux, que celles qui s'y prêtaient le moins étaient le blond et le roux. Si notre hypothèse est vraie, il n'y a plus rien d'étonnant à rencontrer la coloration verte dans tous les rangs de la société, et de voir disparaître cette teinte lorsqu'il ne reste plus assez de cheveux noirs ou qu'il n'en existe plus que de blancs. Nous avons remarqué que l'enduit graisseux favorisait ce jeu de lumière. Enfin, telle mèche de cheveux qui paraissait verte avait perdu cet aspect après avoir été plongée dans un bain de soude. Il n'y a rien d'impossible à ce qu'on ait observé des cheveux verts sous le champ du microscope lorsque ces derniers provenaient d'ouvriers en cuivre qui ne prenaient aucun soin de propreté, parce qu'alors les molécules de ce métal qui adhéraient à l'enduit graisseux des cheveux étaient passées à l'état de carbonate. C'est là un phénomène qui se voit tous les jours sur les chandeliers en laiton et sur les lampes en cuivre.

Nous dirons enfin que les auteurs qui invoquent à l'appui de l'absorption cuivreuse la coloration verte des cheveux fournissent une arme contre eux, puisque cette nuance ne se produit que chez les ouvriers qui blanchissent, qui par conséquent ont dépassé l'âge moyen de la vie sans avoir été incommodés par leur profession.

§ X.

Le système corné comprend, pour tous les anatomistes, non-seulement les ongles, mais encore les cheveux et les poils, qui naissent et croissent d'après les mêmes lois, les uns et les autres étant des produits sécrétés par les bulbes. Si les ongles des pieds ne verdissent pas, pourquoi ceux des mains prennent-ils cette coloration? Tant que l'on n'aura pas expliqué ce phénomène, la physiologie nous permet de nier la coloration des cheveux par sécrétion, et quand même nous admettrions, ce qui n'est pas, la possibilité de cette coloration, nos adversaires devraient encore établir par quelles causes tous les poils du corps ne subissent pas également les conséquences de l'absorption cuprique; on pourrait aussi leur demander par quel motif l'épiderme ne verdit pas, puisque cheveux, ongles poils et épiderme font partie d'un même système connu en anatomie sous le nom de système épidermique. Si l'on admet la possibilité de cette coloration, l'on pose par le fait même une loi nouvelle en physiologie, à savoir : que l'on peut à volonté colorer pendant la vie les produits de sécrétions par l'administration de sels métalliques ou organiques à doses infinitésimales; que cette coloration sera d'autant plus prononcée que les doses seront plus élevées.

Accepte-t-on ces conclusions, une autre difficulté se présente : pourquoi, parmi les nombreuses personnes qui ont pris soit des sels de fer, soit des sels de plomb, aucune n'a-t-elle vu jusqu'à ce jour une coloration permanente de ses cheveux, de ses poils ou de ses ongles? Pourquoi aucun auteur n'a-t-il encore signalé chez les nombreux malades auxquels l'iode a été administré, la coloration du système épidermique? Comment se fait-il que l'on n'ait pas songé à ramener à une teinte noire les cheveux des blondes et des rousses? Rien ne serait cependant plus facile si les sels coloraient le tissu corné, car les sels de plomb sont infiniment plus solubles que ceux de cuivre. Pourquoi les ouvriers qui fabriquent la céruse ne voient-ils pas leurs cheveux noircir? pourquoi ceux des papetiers ne se décolorent-ils pas par le contact des vapeurs de chlore auxquelles ils sont continuellement exposés?

Comment enfin expliquer que les poils, les cheveux et les ongles, qui n'ont aucune communication directe avec le torrent circulatoire, puissent rapporter dans la circulation générale les produits toxiques avec lesquels ils sont en contact? Poser ces questions, c'est selon nous prouver jusqu'à l'évidence l'inanité de la thèse que nous discutons.

§ XI.

FAITS CLINIQUES ET THÉRAPEUTIQUES.

Rien n'est plus brutal qu'un fait, est un adage populaire. Voyons donc si les observations cliniques que l'auteur du Mémoire sur l'absorption cuivreuse appelle à l'appui de sa thèse sont en effet susceptibles de détruire une opinion basée sur la statistique et l'analyse chimique, qui invoque pour elle le témoignage des hommes spéciaux. Quatre observations, c'est bien peu lorsqu'il faut sur cette base établir l'existence d'une maladie nouvelle, et surtout d'une maladie qui enlèverait 60 0/0 de ceux qui en seraient atteints. Voici ces observations :

Observation n° 1. Page 8.

« Joséphine G..., des Cras, banlieue de Besançon, avait depuis son enfance *l'articulation du genou gauche ankylosée*. En raison de cette infirmité, ses parents, qui cultivaient la terre, résolurent de lui donner une profession moins pénible que la leur. Elle commença dans l'automne de 1853 un apprentissage qu'elle fut obligée d'interrompre après quelques mois, à cause d'une toux sèche, *des palpitations*, et du mouvement de fièvre presque continuel qui lui survinrent. Je la vis pour la première fois en mars 1854.

» *Cette fille à 19 ans n'avait pas encore été réglée, et l'on attribuait à cette particularité les dérangements dont elle se plaignait depuis quelque temps.* Quand je fus appelé auprès d'elle, rien ne pouvait me faire pronostiquer des tubercules. Elle avait, à la vérité, l'articulation du genou ankylosée, et une infirmité de cette espèce, qu'on en donne l'explication qu'on voudra, fera toujours soupçonner l'existence d'un vice quelconque dans celui qui le porte; mais chez cette malade, l'ankylose était ancienne; *cette fille délicate ne paraissait que retardée dans sa formation;* elle avait joui depuis son accident d'une santé satisfaisante; *sa poitrine était maigre, mais assez bien conformée; on n'y percevait à l'auscultation que des signes de peu d'importance;* son père avait péri accidentellement sous une voiture; sa mère, qui vit encore, voyait autour d'elle un essaim d'enfants et de petits-enfants bien portants, etc. Rien, je le répète, n'éveilla mon attention ni ne me fit soupçonner la nature de sa maladie.

» *L'état de cette fille paraissant se rattacher à une anémie chlorotique, je prescrivis les toniques et les ferrugineux.* Je ne tardai pas toutefois à être éclairé sur la nature véritable de cette affection, et par les hémoptysies qui survinrent, et par l'abondance et la qualité des crachats. Je me souviens que plusieurs fois je crus à la guérison possible de cette fille; à plusieurs reprises, en effet, elle se remit à l'établi. Mais elle finit par s'éteindre dans le marasme, le 30 juin 1855. »

L'observation n° 2 concerne un sieur Robert, âgé de 19 ans, finisseur d'ébauches, que M. Perron crut au début atteint d'un *état muqueux simple,* mais qui s'éteignit six mois après, avec tous les signes de la phthisie. Nous partageons cette dernière manière de voir, parce que nous avons donné nos soins à ce malade, mais M. Perron affirme que cette affection est le résultat de la manipulation du cuivre; c'est ce que nous n'admettons pas, tout en regrettant que la présence d'un nom propre nous interdise de donner les preuves qui motivent notre négation.

Observation 3. — Page 9.

« Mlle Berg..., faiseuse d'échappements, à Saint-Claude, banlieue de Besançon, accusait et présentait des symptômes identiques à ceux que nous avons énoncés plus haut. (Fièvre muqueuse.) *Toutefois il y avait dans sa famille des précédents fâcheux et significatifs.* Les parents de cette fille, horlogers comme elle, vivaient encore, *mais son père avait craché le sang plusieurs fois; ouvrier maladif,* il s'était fixé à la campagne pour respirer l'air des champs et neutraliser les mauvais effets de l'établi. *Une sœur aînée, horlogère aussi, avait été malade de la poitrine à Morteau et considérée comme phthisique par les médecins du lieu;* l'usage des boissons mucilagineuses, du fucus et du lichen, l'avait guérie; il est juste d'ajouter que pendant sa convalescence, ayant eu l'occasion de quitter l'horlogerie et d'épouser un campagnard, *ce mariage avait achevé la cure.*

» M\ulle Berg... avait une forte fièvre, une toux grasse et fréquente, de la diarrhée; elle éprouvait parfois des coliques et ressentait un picotement dans la gorge qui l'obligeait à tousser; on entendait des râles muqueux sibilants sous les deux clavicules.

» J'ignorais les particularités que j'ai dites précédemment, et je *n'hésitai pas à diagnostiquer chez elle, comme chez Robert, une fièvre muqueuse.* Cependant la durée de cette affection, l'aggravation des symptômes thoraciques, l'apparition des crachats striés, les confidences paternelles provoquées, etc., finirent par m'éclairer sur la nature de cette maladie. Je ne défendis plus à M\ulle B... les sorties qu'elle pourrait faire, et j'interdis formellement l'approche et le travail de l'établi. Je soutins ses forces, malgré la continuation de la fièvre, par une alimentation légère; je prescrivis des sirops, avec la digitale et l'opium; je mis en usage les mucilagineux qui avaient si bien tiré d'affaire, quelques années auparavant, sa sœur aînée, et j'eus la satisfaction de revoir, dix mois après, cette pauvre fille en santé. Toutefois, elle toussait encore, et malgré mes conseils elle se remit à l'établi. *Un mariage ne vint pas l'arracher aux inspirations métalliques,* et mon confrère M. Bolu-Grillet la soigna à Dole pour une rechute. Elle revint plus tard à Besançon, *où je la perdis de vue.* »

Observation 4. — Page 11.

« M\ume N..., fille d'un riche maraîcher de la banlieue, quitta la profession de ses parents en 1855 pour faire un apprentissage d'horlogerie; elle avait alors vingt-six ans. Jusque-là elle avait joui d'une santé parfaite.

» Son père et sa mère vivent encore et se portent bien; elle a deux frères mariés et pères de famille; sa sœur aînée est morte de la fièvre typhoïde en 1857.

» Mme N... était *une belle et forte fille*, un peu grasse et *d'apparence lymphatique*. Du jour où elle eut appris l'état de finisseuse d'ébauches, *elle perdit, non certes son embonpoint, qui s'accrut au contraire énormément, mais ses forces;* elle devint apathique et sans énergie; elle vomissait souvent, toussait de temps en temps, se plaignait de froid, quelle que fût la saison, et de fatigue, ne recherchant que l'immobilité et les appartements bien chauffés. Cependant elle avait ordinairement la peau brûlante, et sa mère et son mari, qui ont successivement partagé sa couche, affirment qu'elle était ardente, pendant la nuit, comme un charbon. Plus tard, dans l'été de 1858, ce malaise, cette courbature s'accrut au point qu'elle fut forcée de se mettre au lit. *On hésita plusieurs mois à porter sur cette affection un diagnostic précis.*

» Le 21 octobre 1858, je vis Mme N... pour la première fois. Décubitus dorsal, état fébrile continuel, *presque typhique;* les pommettes ont une teinte violette qui dénote une gêne dans l'hématose; *vomissements fréquents et abondants d'une bile verte, que la garde-malade considère comme des matières colorées par le vert-de-gris;* toux fréquente, peu d'expectoration.

» Bien que la toux ne fût pas chez cette malade le symptôme le plus saillant ni le plus inquiétant, je n'hésitai pas à qualifier cette affection de *phthisie des horlogers*. En effet, les accidents qui survinrent plus tard du côté des organes thoraciques, la toux opiniâtre et incessante, des flots de pus expectoré, etc., finirent par éclairer sur la véritable signification des symptômes qu'on avait eus sous les yeux.

» Mme N... mourut dans le mois de décembre 1858. »

Quatre observations, telle est en définitive la base d'une théorie qui, si elle était vraie, amènerait indubitablement la ruine d notre fabrique, aucun homme sérieux ne voulant embrasser une profession qui conduirait, lui et les siens, 60 fois sur 100, à une mort certaine !

Deux des quatre malades cités étaient menacés manifestement de tubercules; un seul (pour ne pas parler de Robert), Mme N..., n'offrait pas cette prédisposition. Or, nous ne savons sur elle, comme antécédent, que ceci, qu'elle était *une belle et forte fille, mais lymphatique.* Etait-elle bien formée ? Avait-elle eu des enfants ? On l'ignore. Nous savons seulement que *M. Perron crut d'abord à une phthisie, bien qu'elle présentât un aspect typhique.* Quant à Mlle B..., *on combat encore chez elle, au début, un état muqueux;* et cependant cette malade, malgré ses prédispositions à la phthisie, continue sa profession, ne se marie pas (le mariage avait guéri sa sœur!) et se perd si bien dans Besançon, qu'on ne peut savoir si elle est vivante ou morte. Enfin, Mlle G... porte une ankylose de naissance, n'est pas formée à 19 ans; on perçoit chez elle à l'auscultation des *signes de peu d'importance,* qui ne sont pas définis, et c'est avec de tels éléments qu'on proclame l'intoxication cuprique un fait évident! Que M. Perron n'oublie pas que de ses trois malades , l'une était scrofuleuse , la seconde héréditairement tuberculeuse, et la troisième lymphatique ; que cette dernière avait, *à 25 ans,* quitté subitement la vie active des champs pour le travail sédentaire de l'atelier.

Comment se fait-il que trois fois sur quatre on ait confondu au début un état muqueux avec une phthisie, et la quatrième fois une chloro-anémie avec une tuberculisation. Nous nous demandons si le premier diagnostic n'était pas le meilleur, et si l'affection muqueuse n'a pas, comme cela se voit chaque jour, été l'occasion de la manifestation d'une phthisie jusque-là à l'état latent.

Est-il moins remarquable que le seul malade qui ait guéri, fût précisément le seul manifestement prédisposé à une mort presque certaine, son père et sa sœur étant phthisiques ?

On ne nous donne que des observations de femmes tuberculeuses, lorsqu'on sait que ces dernières sont plus exposées que les hommes à la phthisie, que l'aménorrhée y prédispose et en est souvent un indice. Pourquoi M. Perron, qui ne comprend dans sa statistique que les *ouvriers du sexe masculin* (p. 20), choisit-il de préférence ses observations parmi les horlogères? Aussi croyons-nous que ces faits cliniques ne prouvent en aucune façon que l'horlogerie engendre la tuberculisation par l'absorption des molécules cuivreuses.

Appliquons-nous à la *phthisie des horlogers* ce vieil adage, *Naturam morborum demonstrat curatio*, nous verrons qu'il est tout à fait contraire au système que nous combattons. Que conseille, en effet, M. Perron, en dehors de l'abandon de la profession, si ce n'est une médication hygiénique qui convient à toutes les conditions? Des *promenades matinales à pied, à cheval, en voiture* (l'auteur oublie sans doute qu'il s'adresse à des ouvriers), *des boissons calmantes et toniques* (alliance difficile), *des aliments doux et réparateurs, de facile digestion,* et avant tout *de porter des moustaches,* tout en blâmant, nous ne savons pour quel motif, l'usage des masques en fil de fer. « La recommandation (les moustaches) peut sembler insigni-
» fiante; elle ne l'est point cependant, les physiologistes le savent
» bien : les poils sous les narines font l'effet d'un tamis; ils brisent
» la colonne d'air inspiré en même temps qu'ils retiennent le
» métal dans la matière sébacée qui les lubréfie (p. 38). » Puisque les femmes, suivant M. Perron, ne peuvent faire usage du masque, elles n'ont plus d'autre parti à prendre que d'abandonner la profession de l'horlogerie, car nous ne sommes plus à ce temps heureux où, suivant le poëte, *à force de prière les chèvres obtinrent de Jupiter la permission de porter la barbe* (Phèdre).

Enfin, pour combattre cette phthisie, M. Perron ne craint pas l'emploi des traitements *plus ou moins rationnels et bizarres, et j'en sais,* dit-il, *à qui ces différentes pratiques ont réussi* (p. 38).

Le mariage n'est pas le moins extraordinaire des moyens que préconise M. Perron (*Observation n° 2*), et c'est sans doute dans ce but aussi que cet auteur parle d'une *cuvée salutaire,* et qu'il rapporte l'exemple suivant : « M. N..., horloger et fabricant d'horlo-
» gerie à la Chaux-de-Fonds, avait depuis plus de huit ans, depuis
» son apprentissage, une toux spasmodique, pour laquelle il avait,
» sans résultat, consulté plusieurs médecins, soit en Suisse, soit à
» Besançon, soit à Paris, où son commerce l'appelait quelquefois.

5*

» Célibataire, il sacrifiait largement au plaisir et son état n'empi-
» rait pas. Mais en 1859, un médecin de Reims l'ayant éclairé
» sur la gravité de l'affection qu'il portait, il renonça, d'après ses
» conseils, aux aliments.échauffants et nutritifs, quitta les boissons
» spiritueuses, essaya de vivre d'émollients et de laitage. De ce
» jour aussi il s'aperçut que sa santé *déménageait*; il perdit, non-
» seulement les forces, mais l'appétit qui les ranime. Il mourut
» cette année-là (p. 37). »

Une thérapeutique aussi bizarre ne peut convenir qu'à une phthisie non moins bizarre.

§ XII.

CONCLUSIONS.

Nous reconnaissons, *tout en niant la phthisie des horlogers*, que les artistes ne se trouvent pas en dehors de la loi commune et qu'on en rencontre de phthisiques; nous admettrions même volontiers que lorsque la moyenne des poitrinaires est de 3,68 0/0 dans la ville de Besançon, cette moyenne s'élevât à 3,70 pour la population horlogère, sans croire pour cela fournir une arme contre nous; l'existence d'un plus grand nombre de tuberculeux parmi les artistes trouvant son explication, soit dans leurs excès, soit dans la manière dont ils se recrutent.

Parent-Duchâtelet et tous les économistes ont établi que les ouvriers abusaient d'autant plus des plaisirs de la table et des sens que leurs salaires étaient plus élevés; il est évident que les horlogers ne font pas exception à cette loi. On ne nous contestera point qu'une semblable existence ne compromette gravement la santé et que nos artistes n'aggravent encore ces dangers en faisant succéder à de tels écarts un travail forcé; il n'est pas rare, en effet, qu'en rentrant au logis le lundi, et quelquefois le mardi seulement, épuisés de fatigues, ils se mettent à l'établi pour regagner le temps perdu afin de ne pas trop mécontenter des patrons impatients de satisfaire à des commandes urgentes; de sorte que ces malheureux horlogers n'ont quelquefois que deux ou trois nuits pour se remettre de tant d'excès. Faut-il alors s'étonner de voir leur constitution s'altérer, et n'est-il pas évident que si la phthisie se déclare après de tels écarts, l'horlogerie ne peut être accusée d'avoir engendré cette maladie ?

Autrefois on croyait les tisserands plus exposés que d'autres aux tubercules : n'étaient-ils pas renfermés tout le jour dans des rez-de-chaussée, en contact avec un fil humide ; les métiers à la Jacquart furent à peine découverts, qu'on prétendit que la profession de bonnetier conduisait à la phthisie par le *flulf* (poussière de coton) qu'absorbaient les ouvriers. Enfin nous voyons adresser aujourd'hui un reproche analogue à l'horlogerie. Nous nous sommes demandé pourquoi on élevait une même accusation contre trois industries aussi différentes ; et nous avons trouvé que ces trois professions, sans demander un grand déploiement de force, sans nécessiter la station verticale, s'exerçaient à l'abri des intempéries, tout en offrant à leurs débuts de forts beaux salaires, sans exiger aucune instruction ; que dès lors toutes les personnes difformes, délicates ou maladives se jetèrent avec empressement dans ces industries, et qu'il était naturellement résulté de là que, tout en procurant une plus grande somme de bien-être aux ouvriers, le tissage, la bonneterie et l'horlogerie avaient néanmoins présenté un nombre plus considérable de phthisiques que les autres professions, sans être pour cela plus dangereuses pour la santé que d'autres parties.

Enfin il ne faut pas oublier que de 1848 à nos jours, l'appât du gain attira beaucoup d'habitants des campagnes à Besançon, qu'un grand nombre de domestiques et d'artisans se firent horlogers, que les uns et les autres échangèrent alors une vie active contre une vie sédentaire, à un âge où la constitution ne subit pas impunément de pareilles modifications.

Pour juger sainement l'horlogerie au point de vue de l'hygiène, on doit partir de ce principe que des inconvénients sont inhérents à chaque état, même au travail de la terre, et que dès lors une industrie ne peut être considérée comme dangereuse, que lorsqu'elle altère la santé des ouvriers plus rapidement que ne le font d'autres professions.

Les dangers du travail sédentaire de l'horloger sont d'ailleurs grandement atténués par le beau jour dont il jouit, le bon air qu'il respire et par la nourriture riche et abondante qu'il peut se procurer, par la liberté qu'il a d'interrompre et de reprendre à volonté ses occupations.

Le travail à la loupe (microscope de l'artiste), lorsqu'on en fait un usage assidu, peut à la vérité fatiguer et même compromettre la vue. Heureusement qu'un grand nombre de parties ne nécessitent pas son emploi, ou ne l'exigent que momentanément. En tous cas, nous ne saurions trop recommander à ceux qui s'en servent d'avoir soin de ne faire usage ni de chandelles ni de bougies, dont la flamme vacille au moindre mouvement, et d'éviter l'emploi du gaz, que ses soubresauts doivent faire complétement prohiber des ateliers. La lampe avec son abat-jour est la meilleure de toutes les lumières factices.

Un autre danger de la loupe, signalé depuis longtemps à l'occasion de la fabrication des instruments de précision, consiste dans l'obligation où se trouve l'ouvrier d'interrompre sa respiration à certains moments pour éviter des mouvements qui nuiraient à son travail; mais, tout en admettant que cette suspension puisse, dans certaines limites, favoriser le développement d'affections pulmonaires, ce ne serait pas la phthisie que nous redouterions, mais une hématose incomplète, et un développement exagéré des vésicules pulmonaires, qui pourrait peut-être, à la longue, donner naissance à une affection connue sous le nom d'asthme.

Nous espérons que cette étude contribuera à faire cesser toute appréhension sur les dangers de l'absorption cuivreuse par les artistes horlogers, et nous pensons pouvoir, en terminant, répéter avec M. le docteur Muston et les médecins des grands centres horlogers, « que les travaux d'horlogerie n'entraînent certainement aucune » maladie spéciale qui puisse leur être uniquement attribuée, et » que de toutes les industries, c'est probablement la plus saine et » la plus agréable. »

TABLE.

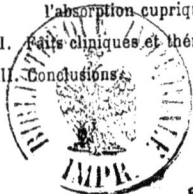

www.ingramcontent.com/pod-product-compliance
Lightning Source LLC
Chambersburg PA
CBHW070809210326
41520CB00011B/1876